Emer Log 別冊2021

大友康裕 **編集**
東京医科歯科大学医学部附属病院
救命救急センター長

救急・ICUでの新型コロナウイルス感染症対応マニュアル

ウィズコロナ社会の new normal 医療の在り方

MC メディカ出版

JN073692

刊行にあたって

残念ながら、新型コロナウイルス感染症（COVID-19）の第3波が来てしまいました。第2波は、陽性者数こそ第1波の3倍でしたが、重症者数や死者数は少なく済んでいます。第1波のころは、感染者であっても検査を実施してもらえず、回復した患者も多数いたものと想像できます。医療機関へ収容されたのは、状態が悪化した患者に限られ、重症化してからの診療開始でした。実質的な患者数は、第1波のほうが多かったということになります。現在の第3波では、全国で、連日 2,500 人を超える新規感染者数となり、重症患者数も 410 人（11 月 26 日）と第1波のピークを大きく越えてきています。間違いなく、医療機関への負担は、第 1 波を凌駕するものとなるでしょう。

東京医科歯科大学医学部附属病院では、2020 年 4 月 2 日に最初の COVID-19 患者の受け入れを開始しました。その後、急速に患者数が増加する状況を受け、4 月 13 日に救命救急センターの通常患者の受け入れを全面停止し、30 床ある病床をすべて閉鎖し、COVID-19 専用に振り分けました。地域の救急医療への対応ができなかったことに関して、謝罪いたします。通常の救急診療ができなくなったことから、救急科医師は全員 COVID-19 診療に全力で従事しました。11 月 27 日現在、当院全体で 244 例の陽性患者（うち重症 93 例）と 943 例の疑い患者を診療してきました。これまでのところ死者数は 10 人に抑えられ、診療に伴う院内感染は起きておりません。

本書では、主に重症 COVID-19 患者を診療してきた救急科医師に、これまでの経験をもとに「病院と職員を新型コロナウイルスから守るため」「新型コロナウイルス陽性重症患者の診療はどうあるべきか」という観点から執筆してもらいました。全国の救急医療機関で、COVID-19 患者診療に日々奮闘している医師、看護師、メディカルスタッフの皆様のお役に立てましたら幸いです。

2020 年 11 月　大友康裕

CONTENTS

EmerLog 別冊2021

救急・ICUでの
新型コロナウイルス
感染症対応マニュアル
ウィズコロナ社会の new normal 医療の在り方

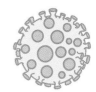

CONTENTS

本書に掲載している情報は 2020 年 11 月時点のものです。

執筆者一覧

［編集］

大友康裕　東京医科歯科大学医学部附属病院 救命救急センター長

［執筆］

刊行にあたって　**大友康裕**　東京医科歯科大学医学部附属病院 救命救急センター長

第1章◆病院と職員を新型コロナウイルス感染症から守るために

01　**漆畑　直**　東京医科歯科大学医学部附属病院 救命救急センター特任助教
02　**鈴木啓介**　東京医科歯科大学医学部附属病院 救命救急センター特任助教
03　**本藤憲一**　東京医科歯科大学医学部附属病院 救命救急センター助教
04　**中堤啓太**　東京医科歯科大学医学部附属病院 救命救急センター特任助教
05　**高山　渉**　東京医科歯科大学医学部附属病院 救命救急センター助教
06　**関谷宏祐**　東京医科歯科大学医学部附属病院 救命救急センター非常勤講師／
　　　　　　　　Green Forest 代官山クリニック 院長

第2章◆新型コロナウイルス陽性患者に対する診療の在り方

01　**落合香苗**　東京医科歯科大学医学部附属病院 救命救急センター助教
02　**遠藤　彰**　東京医科歯科大学医学部附属病院 救命救急センター助教
03　**落合香苗**　東京医科歯科大学医学部附属病院 救命救急センター助教
04　**髙橋麻里絵**　東京医科歯科大学医学部附属病院 放射線診断科・救命救急センター
05　**関谷宏祐**　東京医科歯科大学医学部附属病院 救命救急センター非常勤講師／
　　　　　　　　Green Forest 代官山クリニック 院長
06　**関谷宏祐**　東京医科歯科大学医学部附属病院 救命救急センター非常勤講師／
　　　　　　　　Green Forest 代官山クリニック 院長

病院と職員を
新型コロナウイルス感染症から
守るために

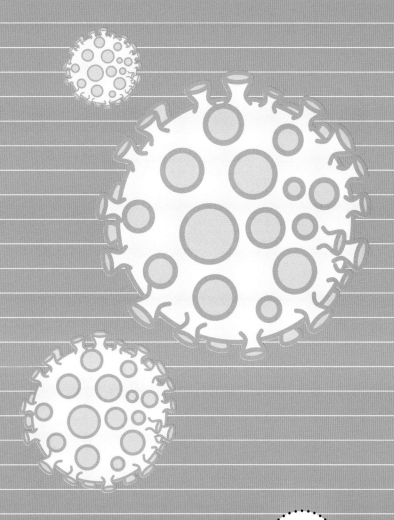

第1章

01 患者からの感染／患者間の感染への対策

┈Points┈
○適切にゾーニングとコホーティングを行う。
○適切に個人防護具を装着する。
○疑い患者に対して、「陽性患者かもしれない」という心構えをもつ。

はじめに

　本項では、当院の新型コロナウイルス感染症（COVID-19）患者の入院管理における感染対策を紹介する。

新型コロナウイルスの感染経路

　新型コロナウイルス（SARS-CoV-2）の感染経路としては、飛沫感染が主体と考えられている[1]。感染者のウイルスを含む飛沫（くしゃみ、咳、唾液）を口や粘膜などから直接吸入すると感染し、特に換気の悪い環境では会話だけでも感染リスクがあると考えられている。また、感染者がくしゃみや咳を手で押さえた後に、その手が周りのものに接触するとウイルスが周辺環境に付着し、汚染された表面を他人が触ることによってウイルスが手に付着し、その手を介して口、鼻、眼などの粘膜面から感染する接触感染も考えられる。飛沫はおおよそ 2m 程度は飛散すると考えられており、俗に言う密閉・密集・密接の「3 密」で感染が拡大するとされている。感染伝播の主体は有症状者であるが、発症前の潜伏期にある感染者を含む、無症状病原体保有者からの感染リスクも報告されている。

　また、SARS-CoV-2 に関しては、エアロゾル感染の可能性も報告されている。咳やくしゃみで放出されたエアロゾルは乾燥して、5 μm 以下の飛沫核粒子として空気中に漂い、空中で 3 時間以上は存在可能との報告もあり、一定の環境下においては空気感染対策も必要となってくる[2]。

　SARS-CoV-2 の潜伏期は 1〜14 日であり、曝露から 5 日程度で発症することが多いと報告

されている。感染可能期間は発症 2 日前から発症後 7～10 日程度とされており、発症する前から感染性があることが市中感染の大きな要因となっている。

医療従事者の感染対策

医療従事者が SARS-CoV-2 に感染するパターンとしては、SARS-CoV-2 に感染している患者を診療して感染するか、または市中感染および医療従事者間での感染が考えられる。

市中や医療従事者間での感染を防ぐためには、日常生活において高リスクな環境（いわゆる「3 密」環境）を避けることが大前提として挙げられる[3]。職場においても共用物を減らし、また食事をとる際も集団でマスクをとっての会話が感染リスクにつながることを認識し、可能な限りそのような状況を避けることを心掛ける。健康管理も重要となり、特に発熱や呼吸器症状などを呈した場合には職場へ行かず、すみやかに仕事を休む勇気も必要となる。

当院では、職員の新型コロナウイルス接触確認アプリ（COVID-19 Contact-Confirming Application：COCOA）のインストールが徹底されており、通知があった場合には必要に応じて就業制限や PCR 検査の実施などを遂行している。

院内で発生しうる感染パターン

SARS-CoV-2 に感染している患者を診療して感染するパターンには、① COVID-19 と診断または疑っている患者からの感染、および② COVID-19 を疑っていない患者からの感染という主に 2 種類が考えられる。院内感染やクラスターの発生などに起因し、病院にとって大きな課題となるのは、主に②のパターンとなる。

COVID-19 を疑っていない状況で適切な感染予防策を講じずに陽性患者に接触することにより、院内感染の可能性が高くなってしまう。よって、いかに適切に病棟のゾーニングを行い、確定患者・疑い患者をコホーティングを行い適切に隔離し、感染予防策を講じることができるかが、院内での感染を防ぐうえでのキーポイントとなってくる。

感染予防策

感染予防策には、状況に応じて適切な個人防護具（personal protective equipment：PPE）を選択して着用する必要がある。PPE は想定している感染レベルによって装備が異なってくる。

以下では、まず一般的な感染予防策のレベルを紹介してから、COVID-19 を想定した感染対策を解説する。

1 患者からの感染／患者間の感染への対策

標準予防策（SP）

　標準予防策（standard precaution：SP）はすべての患者に対して適用される基本的な感染対策となる [4]。体液曝露の可能性がある際には、適切な防具を選んで装着する必要がある。例えば、血液、体液、分泌物、排泄物などに触れることが予想される場合は手袋を着用し、患者が咳嗽していたり、または吸痰を行ったりする場合はサージカルマスクや眼を保護するゴーグルやフェイスシールドを装着することなどが挙げられる。また、手指衛生も標準予防策の基本となり、患者に接触する前後、汚染物や患者周辺の環境表面（ベッド柵など）に接触した後には、必ず手洗い、消毒を行うにする。

　COVID-19 の対策としても、医療従事者は標準予防策を徹底することが重要となる。基本的には誰もがウイルスを保有している可能性を考慮し、特に COVID-19 が流行している地域では、呼吸器症状の有無にかかわらず患者診察時にはサージカルマスクを着用することを心掛け、接触する際には手袋を装着する。サージカルマスク・手袋を外す際には、それらで環境を汚染しないように留意し、所定の場所に廃棄する。また手指衛生を徹底し、手指衛生を行う前に、自らの眼・鼻・口などの粘膜面に触れないように注意し、また患者本人にもサージカルマスクの装着や咳エチケットを呼びかけることが重要である。

感染経路別予防策

　想定される微生物の感染様式によって、標準予防策に追加して適切な PPE を追加する必要がある。感染経路別予防策には主に、接触予防策（contact precaution：CP）、飛沫予防策（droplet precaution：DP）、空気予防策（air precaution：AP）の 3 種類がある [5]。

接触予防策（CP）

　感染者からウイルスが直接伝播する直接接触感染と、ウイルスに汚染した物や人を介して伝播する間接接触感染がある。間接接触には、手指衛生が行われなかった医療従事者の手や患者ごとに交換されなかった手袋との接触、血液・体液に汚染した医療器具の使い回しなどが含まれる。

飛沫予防策（DP）

　感染している患者の咳、くしゃみ、会話などでウイルスを含む飛沫（5μm 以上）が、他人の口、鼻、結膜などの粘膜面に付着することによって感染が起こる。サージカルマスクの装着に加えて、結膜保護のために eye protection（ゴーグル、フェイスシールドなど）を必要に応

■表1　**フィットテストとユーザーシールチェック**（文献6より作成）

フィットテスト	N95マスクを正しく使用するためのトレーニングテストで、顔面との密着性の適否をキットで評価する。
ユーザーシールチェック	・マスクのフィット性を着用者自身が隔離区域に入る前に確認する。 ・両手でマスクを完全に覆って息を強く吐き、マスク周囲からの息漏れの有無を点検する。 ・空気が漏れている場合は、装着し直す。 ・呼気弁が付いている場合は、息を強く吸って陰圧がかかることも確認する。

じて着用する。

　飛沫は患者と医療従事者の距離が近くて直接粘膜面に付着することもあるが、汚染した環境の表面を医療従事者が触り、その汚染された手で自らの粘膜面を触った場合にも感染リスクが生じる。

　接触予防としては、患者や患者周辺環境に触れる際には手袋・ガウンを着用し、PPE脱衣後の手指衛生を徹底する。また、医療器材などの汚染にも注意し、洗浄・消毒を適宜行うようにする。

空気予防策（AP）

　咳、くしゃみ、会話などで放出した飛沫から水分が蒸発し、飛沫核が発生する。ウイルスを含む飛沫核（5μm以下）が長時間空中を浮遊し、空気の流れによって広範囲に拡散した飛沫核を吸入することによって感染が起こる。

　APのPPEとしては、N95マスクまたはそれ以上の高レベルの呼吸防護用具の着用が必要となる。N95マスクは正しく装着することが感染予防において極めて重要となるため、着用する医療従事者はフィットテストやユーザーシールチェックを行うことが求められる（表1）[6]。

　APとしては、独立空調で陰圧管理の個室が最も推奨され、入退室時以外は扉を閉めて、空気の拡散を防ぐ必要がある。

　COVID-19においては空気感染は想定されていないが、エアロゾル発生処置を行う際はAPに準じた感染防止策が推奨されている。エアロゾル発生処置には気道吸引、気管挿管・抜管、非侵襲的陽圧換気（non invasive positive pressure ventilation：NPPV）療法、気管切開術、心肺蘇生、用手換気、気管支鏡検査、ネブライザー療法、誘発採痰などが挙げられる。感染対策の大前提として、エアロゾル発生処置は極力最小限に抑える必要がある。

　通常、APが必要となるような感染症は、適切な医療機関に集約し治療するのが前提となるが、SARS-CoV-2のようなパンデミックの際は陰圧室を要さない施設でも治療を行う必要が生じるため、特に個室や病棟単位での隔離および十分な換気が重要となる。

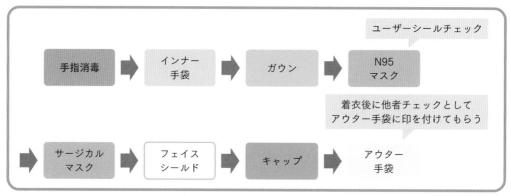

■図1　PPE 装着手順（例）

■表2　当院における感染経路別の PPE

CP・DP	キャップ、ゴーグル（またはフェイスシールド）、サージカルマスク、手袋、ガウン
AP	キャップ、ゴーグル（またはフェイスシールド）、N95 マスク、サージカルマスク（N95 マスクの上に着用）、手袋、ガウン

コロナウイルス感染症を想定した感染経路別対策

　感染経路別対策として適切な PPE を着用することは非常に重要である（図1）。当院での感染経路別の PPE は表2 のように設定している。

　AP では、N95 マスクの上にサージカルマスクを装着する（図2）。当院では、サージカルマスクはその都度廃棄し、N95 マスクは1勤務1個の使用としている。また、N95 マスクの代わりに電動ファン付き呼吸用保護具（powered air-purifying respirator：PAPR）も使用可能であり、当院でも採用している（図3）。

入院患者の病床設定

　院内感染対策では、前述の感染経路別対策をどのような患者に用いるかが非常に重要となる。当院における入院患者への感染対策としては、「COVID-19 と診断された患者」および「COVID-19 の疑いがある患者」はすべて AP 対応としている。厚生労働省のガイドラインでは、COVID-19 疑い患者は CP・DP 対応としている記載[1, 3]もあるが、当院では COVID-19 が疑われる患者は陰性が確認されるまではあくまでも陽性患者と同様の対応をとる方針としている。これは疑い患者が陽性患者であった場合に、不適切な PPE を着用していたことによる、医療従事者の曝露リスクを懸念しての対応となっている。「COVID-19 が疑われてはいない、

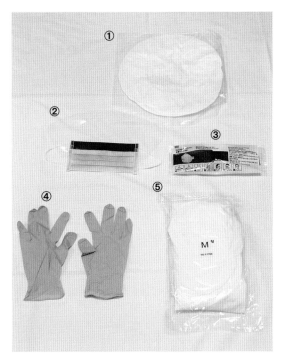

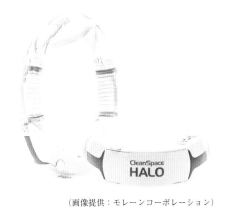

（画像提供：モレーンコーポレーション）

■図3　**当院で採用している PAPR**
CleanSpace® HALO

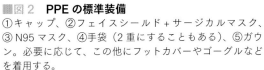

■図2　**PPE の標準装備**
①キャップ、②フェイスシールド＋サージカルマスク、③ N95 マスク、④手袋（2 重にすることもある）、⑤ガウン。必要に応じて、この他にフットカバーやゴーグルなどを着用する。

PCR スクリーニング待ち患者」は結果が出るまで CP・DP 対応としている。

　また、感染対策についても、エアロゾル発生処置を行わない場合は CP・DP 対応でよいという報告もあるが、陽性患者は重症度を問わず常にエアロゾルを発生する可能性（咳、吸痰など）があると考え、当院では常に AP 対応をとっている。

　感染対策の基本として隔離とゾーニングの原理がある。隔離対策としては、患者のコホーティングを行い、陽性者および疑い患者を適切にグループとして集団隔離を行い、感染経路別に適切な対策を行うことにより院内感染を防ぐ。病室単位でのコホーティングや病棟単位でのコホーティングが想定される。

　当院では重症度に応じた病床設定を行い、重症陽性病棟（ICU）、中等症陽性病棟（陽性一般床）、重症疑い病棟（疑い ICU）、中等症疑い病棟（疑い一般床）といったかたちで分類した（図 4）。また、それ以外にも緊急入院患者に関しては、入院時スクリーニング待ちの 4 人床病室も設定し、PCR 結果を確認済みの患者と未検査の患者が交わらないように配慮している。

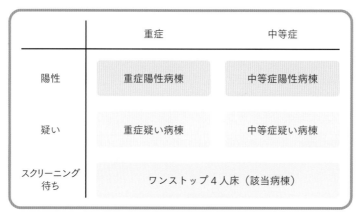

	重症	中等症
陽性	重症陽性病棟	中等症陽性病棟
疑い	重症疑い病棟	中等症疑い病棟
スクリーニング 待ち	ワンストップ4人床（該当病棟）	

■図4　当院における重症度に応じた病床設定

■表3　SARS-CoV-2陽性患者以外の緊急入院時の病床設定

・発熱がない、もしくは発熱はあるが肺炎は否定的な症例（例：虫垂炎、胆嚢炎など）。
・上気道・下気道症状、嗅覚・味覚障害のいずれもない。
・COVID-19患者との接触歴、海外渡航歴がない。
・胸部CT検査で新規の肺異常陰影がない。

当院での入院時病床設定ルール

　当院では予定入院患者に関しては、入院前にスクリーニングでPCR結果を提出している。また入院時に必ず自覚症状を確認し、有症状の場合は、胸部CT検査で評価しCOVID-19を疑う所見がないかを確認する。

　COVID-19患者以外の緊急入院に関しては、当院では「COVID-19疑い症例」と「PCRスクリーニング待ち症例」とに分けて、入院時の病床設定を行っている。病床設定のための具体的な評価項目を、表3に挙げる。これらの項目を満たす場合は、スクリーニング目的のPCR結果を提出したうえで「ワンストップ4人床」に入院とする。患者にはサージカルマスクを装着してもらい、医療従事者はCP・DPの感染予防策による対応とする。

　それ以外の場合は、「COVID-19疑い症例」として重症度に応じた「COVID-19疑い病棟」に入院となる。医療従事者はAPの感染予防策で対応する。

　PCR結果が陽性となれば陽性病棟への転棟となるが、陰性であっても病状や胸部CT所見における疑いの程度によっては再度PCR検査を施行する。また、疑いで入院した患者はPCR陰性であっても、原則として1週間は「4人床疑いコホート病室」でCP・DPの感染対策による管理とする。これらは救急科、呼吸器内科、感染制御部などを中心に構成された「疑いカンファレンス」で情報を共有し、退室時期を判断する。

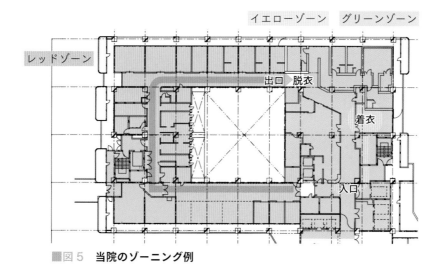

■図 5　当院のゾーニング例

当院でのゾーニング例

　入院患者は原則として区分けされたエリア内のみでの移動とし、中等症レベルで ADL が自立している患者にはサージカルマスクの着用や、入退室時・食事前後・排泄後などの手指衛生の指導を徹底する。また、中等症レベルで ADL が自立している患者の病室へのスタッフの出入りは必要最低限にし、タブレット型端末やインターホンなどを用いた通話も有効に活用する。重症陽性病棟では、人工呼吸器、透析、体外式膜型人工肺（extracorporeal membrane oxygenation：ECMO）が装着されている患者もいるため、常に PPE を着用したスタッフが常駐する必要がある。そのため、レッドゾーンでの長時間の活動を避けるために、十分な人数のスタッフでローテーションを組んで休憩することが重要となる。

病棟のゾーニング

　入院病棟の設定に関してはゾーニングも重要となる。ゾーニングではウイルスが存在しない清潔な区域（清潔区域：グリーンゾーン）と、ウイルスによって汚染されている区域（汚染区域：レッドゾーン）を分けることである。ウイルスが存在する可能性があるエリアでは PPE を確実に装着し、清潔なエリアにウイルスを持ち出さないように十分に注意して脱衣を行う。PPE を脱衣するエリアをイエローゾーンとして設定し、動線が交差しないように十分に計画してゾーニングをする必要がある（図 5）。

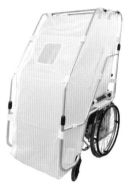
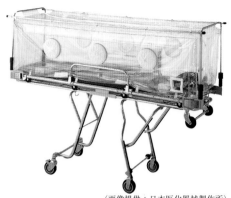

（画像提供：日本医化器械製作所）

■図6　車椅子型アイソレータ 陰圧タイプ
CIW-1500N（プライバシーカプセルタイプ）

（画像提供：日本医化器械製作所）

■図7　陰圧キャリングベッド
CIB-2000S

患者搬送

　患者の搬送や出棟は極力避けるべきであるが、検査・治療などでどうしても設定されたエリアの外への移動が必要な場合は、当院では陰圧車椅子（車椅子型アイソレータ：図6）もしくは陰圧ストレッチャー（陰圧キャリングベッド：図7）を用いて行った。

　陰圧車椅子および陰圧ストレッチャーはいずれも high efficiency particulate air（HEPA）フィルター付きの陰圧タイプの搬送装置であり、内部で発生したエアロゾルは HEPA フィルターを介して排出されるため安全に搬送することができる。車椅子およびストレッチャーの内部までの移乗には AP 対応を要するが、いったん収容し、陰圧可動後は標準予防策のみで搬送可能となる。これらの装置は適切な換気および清拭を行うことで、繰り返し使用可能である。

おわりに

　当院における COVID-19 に対する感染対策について紹介した。院内感染対策には関係する部署間での連携・協力が不可欠である。施設によって設備・備品が異なるため、それぞれの施設でガイドラインを構築する必要がある。そのため、複数の科・部署で一致団結して感染対策を講じることが求められる。

引用・参考文献

1）厚生労働省．新型コロナウイルス感染症（COVID-19）診療の手引き．第 3 版．2020．https://www.mhlw.go.jp/content/000668291.pdf（2020 年 10 月 6 日閲覧）

2）van Doremalen N, et al. Aerosol and surface stability of SARS-CoV-2 as compared with SARS- CoV-1. N Engl J Med. 2020; 382（16）: 1564-7.

3）国立感染症研究所．新型コロナウイルス感染症に対する感染管理．2020．https://www.niid.go.jp/niid/images/epi/corona/2019nCoV-01-201002.pdf（2020 年 10 月 6 日閲覧）

4）日本環境感染学会．医療機関における新型コロナウイルス感染症への対応ガイド．第 3 版．2020．http://www.kankyokansen.org/uploads/uploads/files/jsipc/COVID-19_taioguide3.pdf（2020 年 10 月 6 日閲覧）

5）日本環境感染学会．感染経路別予防策．2020．http://www.kankyokansen.org/other/edu_pdf/3-3_03.pdf（2020 年 10 月 6 日閲覧）

6）スリーエム ジャパン．N95 マスクの適切な装着のために．https://www.3mcompany.jp/3M/ja_JP/medical-jp/mask/fit-test/（2020 年 10 月 6 日閲覧）

（漆畑　直）

①

患者からの感染／患者間の感染への対策

02 救急外来の体制

···Points···
○感染成立の３条件が揃わないよう対策を行う。
○受け入れ基準や診察、入院のフローを作成する。
○換気や清掃についての知識を整理する。

はじめに

　現在、新型コロナウイルス（SARS-CoV-2）による新型コロナウイルス感染症（COVID-19）の拡大は止まる気配がない。世界中でいわゆるクラスター発生をきたしており、その発生場所は一般社会のみならず、医療機関での発生も報告されている。医療機関でのクラスター発生を予防することは、患者や職員を守り、医療の歩みを止めないという観点から非常に重要である。

　一般的に、感染源、感染経路、感受性宿主があることという３条件が揃うと感染が成立する（図1）。感染を成立させないためには、感染源を的確に振り分けること、感染予防策を行い感染経路を減らすこと、ゾーニングを行い患者どうしを接触させないことが重要である。救急外来は医療機関の玄関口である一方、搬送されてくる患者の情報が不足していること、不測の事態や容体急変が起こりやすいこと、多職種の医療従事者が出入りすることから、特に注意すべき場所といえる。本項では、当院の救急外来での工夫を含め、注意点や対策を提案する。

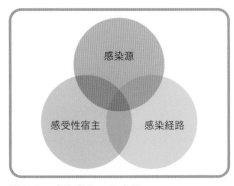

■図1　感染成立の３条件

ゾーニング

救急外来に限らず、感染症対策の基本としてゾーニングが挙げられる[1]。ゾーニングとは、病原体によって汚染されている領域と汚染されていない領域とを区分けすることである。安全に医療を提供するとともに、感染拡大を防止するための考え方である[1]。ゾーニングの基本的な考え方として厚生労働省は表1[2]のような内容を挙げており、当院でもこれらのことに留意してゾーニングを行っている。

当院の救急外来における陰圧室・個室の配置を図2に示す。個室を3つと陰圧テントを2つ使用し、診療を行っている。非感染領域をグリーンゾーン、感染領域をレッドゾーンとしている。レッドゾーンでは個人防護具（personal protective equipment：PPE）を装着することととしている。PPE装着の際は装着の手順を掲示し、PPEの装着場に鏡を設置している。ユーザーシールチェックを自身で行うとともに、2人でペアとなり背中側の保護もできているかをチェックするようにしている。手袋は基本的に二重手袋とし、診療後は個室内で脱衣を行う。また、インナー手袋のまま診察室外に出て、インナー手袋は診察室外のゴミ箱に廃棄するようにしている。

受け入れ基準

救急患者の受け入れについては、各施設で基準を作成することが重要である。救急患者の応需時に、表2の内容について確認する。受け入れを了承する前に、診察室、入院病床、PCR検査後の病床を確認し、受け入れに必要な人員を確保したうえで、現在診察中の患者への対応が可能であれば患者を受け入れる。

また、これらの患者情報をもとに診察室を選定する。前述した項目のうちいずれかに当ては

■表1　**ゾーニングの基本的な考え方**
（文献2より作成）

①感染領域と非感染領域を明確に区分けする
②業務効率のため、ナースステーションはできるだけ非感染領域に設定する
③感染領域から非感染領域に戻るルートに個人防護具の脱衣を行う準感染領域を設定する
④適切なゾーニングを実施する（ポスター掲示、パーテーションなどの利用）
⑤感染者とそれ以外の人の動き、流れが交差しないよう工夫する

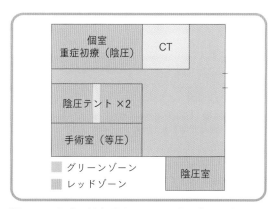

■図2　**当院の救急外来における陰圧室・個室の配置**

■表2　救急患者受け入れ時の基準（例）

①発熱
②上気道・下気道症状（鼻汁、咽頭痛、咳、呼吸苦、頻呼吸、酸素飽和度低下など）
③消化器症状（嘔吐、下痢）
④ COVID-19 患者との接触歴・渡航歴
⑤ COVID-19 の既往（PCR 陰性から 4 週間以内、あるいは診断確定から 8 週間以内）

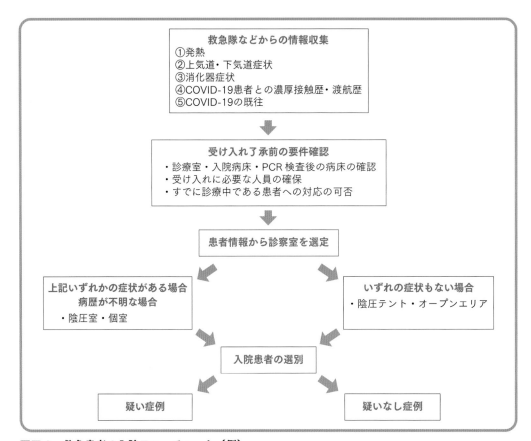

救急隊などからの情報収集
①発熱
②上気道・下気道症状
③消化器症状
④COVID-19患者との濃厚接触歴・渡航歴
⑤COVID-19の既往

受け入れ了承前の要件確認
・診療室・入院病床・PCR 検査後の病床の確認
・受け入れに必要な人員の確保
・すでに診療中である患者への対応の可否

患者情報から診察室を選定

上記いずれかの症状がある場合
病歴が不明な場合
・陰圧室・個室

いずれの症状もない場合
・陰圧テント・オープンエリア

入院患者の選別

疑い症例

疑いなし症例

■図3　救急患者の入院フローチャート（例）

まる場合には陰圧室または個室での診察とし、COVID-19 を疑う条件がない場合にはオープンエリアでの診察とする。診察後に、あらためて肺炎像の有無（〈2 章 04 画像診断のポイント〉参照）を確認し、入院患者を選別したうえで、入院病棟を決めるという方針としている。救急患者の受け入れについて、フローチャートの一例を示す（図 3）。

診療体制

米国疾病予防管理センター（Centers for Disease Control and Prevention：CDC）の「隔

■表3　入院前の振り分け基準（例）

・発熱がない、もしくは発熱はあるが診察では肺炎が否定的な場合で明らかに他の熱源がある
・上・下気道症状、嗅覚・味覚障害がない
・COVID-19 患者との接触歴や海外渡航歴がない
・CT 検査上、新規の肺異常影がない

離予防策ガイドライン 2007」によると、他の人に病原体を伝播させる恐れのある人はできる
だけ個室に入れることが望ましいとされている[3]。そのため、当院では COVID-19 が疑われ
る患者を救急外来で診察する場合には、基本的に個室での診療としている。個室診療が必要と
判断された場合には、基本的にすべてで空気予防策（airborne precaution：AP）を行い診療し
ている。その他、標準予防策（standard precaution：SP）、接触予防策（contact precaution：
CP）、飛沫予防策（droplet precaution：DP）と状況に応じて対応している。受け入れの際に
COVID-19 を疑う所見がない場合には、CP・DP 対応としている。具体的には、SP はサージ
カルマスクと手袋、CP・DP は SP ＋簡易ガウン＋キャップ＋フェイスシールド、AP は CP・
DP ＋ガウン＋ N95 マスクとしている。

入院病棟の振り分け

　救急外来での診療後、入院が必要な場合は入院病棟の選定に移るが、病棟選定の際にも注意
を要する。当院では、入院前の振り分け時に表3 の基準を設けている。
　これらを満たす場合は、PCR 検査を提出したうえ、患者はサージカルマスクを着用し、医
療従事者は CP・DP 対応を行い、疑い病棟とは別の病棟に入院することとしている。またこ
れらのうち1つでも当てはまらない場合は、COVID-19 疑い症例とし、患者側はサージカル
マスクを着用し、医療従事者は AP 対応を行い、COVID-19 疑い病棟へ入院することとして
いる。

換気・清掃

　ゾーニングとともに重要となるのが、換気・清掃である。エアロゾルによる感染については
広く知られているが、救急外来では特に酸素投与や気管挿管を代表とするいわゆるエアロゾル
が発生しうる処置が非常に多く行われる。また、救急外来受診時には COVID-19 感染の有無
が判明していないことが多いため、処置を行った後には十分な換気や清掃を要する。CDC が
発行した "Guidelines for Environmental Infection Control in Health-Care Facilities"（2003 年）[4]
によると、感染症の患者を隔離する医療施設の換気基準として、①6〜12ACH を上回る換気

をすること、②排気を屋外に出すか高性能粒子（high efficiency particulate air〔HEPA〕）フィルターを使った換気をすることとしている。ACH とは air changes per hour のことであり、1 時間当たり 6〜12 回の室内換気が必要ということになる。

　当院の救急外来では、陰圧個室が 1ヵ所、等圧で室内換気が可能な個室が 1ヵ所、等圧個室が 1ヵ所、さらに陰圧テントが 2ヵ所という配置で診療を行っている。すべての施設で陰圧室が完備されているわけではなく、当院でも等圧室で診察を行う場合があり、診察後は少なくとも 6ACH を満たすよう計算し、換気時間を決めている。具体的な計算方法としては、患者 1 人当たり毎秒 160L（576m^3/ 時）の空気が循環すると仮定すると、個室体積（m^3）× 6 をこの値で割って、算出した値から換気時間を設定している。

　換気後には、病室内の清拭を行う必要がある。SARS-CoV-2 はエンベロープを有するため、アルコールに感受性を示すとされる。気道分泌物や糞便から分離され環境汚染が起こりうるため、アルコールや抗ウイルス作用のある消毒剤含有のクロスなどで清拭消毒を行う。病室内の環境清掃を行うスタッフは、手袋、サージカルマスク、ガウン、フェイスシールドを着用して行う。床、パソコン、机、筆記用具、体温計、血圧計、吸引器関連、扉、CT など、接触した可能性のある部位すべての清拭を行う。

　患者の搬送は、陰圧ストレッチャーや陰圧車椅子で行うことが望ましい。陰圧装置のある移動手段がない場合には、通常の感染対策と同様、患者はサージカルマスクを着用し、医療従事者は AP で行う。移動経路の人払いを行ったうえ、患者を搬送する。

当院での工夫

　基本的な考え方としては、最少人数で安全に診療を行うことを心掛けている。特に救急外来は予測不能な事態が起こりうる場所であり、気管挿管など、いわゆるエアロゾルが発生する処置が必要なことも多い。非侵襲的陽圧換気（non invasive positive pressure ventilation：NPPV）療法は特にエアロゾルを多く発生させるとの報告があり、注意を要する[5]。

　また、心肺停止患者における救命処置の際には、特に注意が必要である。胸骨圧迫時には、圧迫を行う者が患者の顔に近く、エアロゾルに曝露する。そのため、当院では電動式心肺人工蘇生器（LUCAS 3 心臓マッサージシステム）を使用し、少しでも直接的な曝露を避ける努力をしている（図 4）。気管挿管時は、その場にいる上級医が行うこととし、迅速導入での気管挿管を行うなどして、飛沫への曝露を軽減するよう心掛けている。待機的に気管挿管が必要な COVID-19 確定症例では、麻酔科医に依頼し気管挿管を行っている。

　また、レッドゾーン、グリーンゾーンにそれぞれワイヤレスインターホンを設置するなど、スタッフどうしが個室の扉を開閉することなくやりとりできるよう工夫している。当院は電子

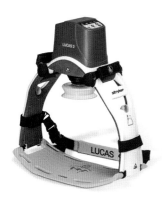

（画像提供：日本ストライカー株式会社）

■図4　電動式心肺人工蘇生器
LUCAS 3 心臓マッサージシステム

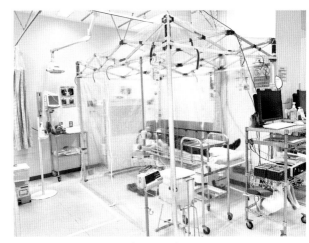

■図5　陰圧テントとゾーニングの様子

カルテを導入しているが、患者の氏名や生年月日をあらかじめ入手して事前にカルテを作り、患者の来院前に採血などのオーダー入力や採血管の準備などを行っている。それにより、作成時間の短縮につなげ、フル PPE での診療時間を少しでも短くできるよう努力している。さらに、救急外来内に陰圧テントを設置し、明らかに COVID-19 を疑わない場合や、高度な処置を有さない場合には、一次救命処置を行わない心肺停止患者の診察を行うこととしている（図5）。

今後の救急外来の在り方

　今後の救急外来は、感染対策を常に考慮した診療が標準となっていくと考えられる。救急外来という特殊な環境のなかで、患者や職員の安全を確保しながら感染対策を講じるためには、情報を日々更新し、職員が無理なく業務を継続できるようにすることが大切である。また、限りある資源のなかで安全に診療を行っていくためには、施設ごとの事情に合わせた感染対策の構築が必要である。

COVID-19 を前に医療従事者どうしの団結を

COVID-19 が医療に与えた影響は大きく、現場はまさに逼迫していると いう言葉がふさわしい。全身をみられる医師なりたいと救急医を志した筆者 だが、縦割りの医療や、医療従事者どうしの顔が見えない関係に憤りを感じ ていた。このコロナ禍で唯一よかった点は、医療従事者どうしの顔が見える ようになったことである。呼吸器内科や心臓血管外科、集中治療科、その他 多くの科や他職種のスタッフと協力し合うことで、医療レベル全体の底上げ がされたのを肌で感じている。医療の細分化が進んでいた昨今、図らずも医 療が窮地に立たされた場面で、突如として全人的医療が復活の兆しを見せて きている（少なくとも当院では）。COVID-19 がなかったらよかったのに、 と今でも思う。しかし、困難に直面したときだからこそ、ウイルスと同様、 われわれも柔軟に変化し、医療従事者どうしの団結が必要だと感じている。

引用・参考文献
1）国立国際医療研究センターほか．急性期病院における新型コロナウイルス感染症アウトブレイクでのゾーニングの考 え方．2020．http://dcc.ncgm.go.jp/information/pdf/covid19_zoning_clue.pdf（2020 年 11 月 9 日閲覧）
2）厚生労働省．医療機関における新型コロナウイルス感染症発生に備えた体制整備及び発生時の初期対応について． 2020．https://www.mhlw.go.jp/content/000627464.pdf（2020 年 10 月 29 日閲覧）
3）Centers for Disease Control and Prevention. Guideline for Isolation Precautions: Preventing Transmission of Infectious Agents in Healthcare Settings. 2007. https://www.cdc.gov/infectioncontrol/pdf/guidelines/isolation-guidelines-H.pdf（2020 年 11 月 7 日閲覧）
4）Guidelines for Environmental Infection Control in Health-Care Facilities. 2003. https://www.cdc.gov/infectioncontrol/pdf/guidelines/environmental-guidelines-P.pdf（2020 年 11 月 7 日閲覧）
5）日本呼吸法医学会ほか，新型コロナウイルス肺炎患者に使用する人工呼吸器等の取り扱いについて－医療機器を介 した感染を防止する観点から－. Ver.1.0. 2020．https://www.jsicm.org/news/upload/COVID-19-ventilator-V1.pdf （2020 年 11 月 7 日閲覧）

（鈴木啓介）

03 救急外来における疑い患者に対する検査（軽・中等症／重症）

Points

○新型コロナウイルス感染症の潜伏期間は通常 4〜5 日であり、確定患者と濃厚接触した場合、14 日程度は経過を見る必要がある。

○発症前から感染を広めるリスクがあるため、新型コロナウイルス感染症患者との濃厚接触者は症状がなくても積極的に検査を行う。

○発熱、呼吸器症状、消化器症状、嗅覚・味覚障害、発症後数日での呼吸困難の出現は新型コロナウイルス感染症を積極的に疑い、検査を行う。

○新型コロナウイルス感染症患者の 15％程度は重症化するため、軽微な症状であっても、重症化のリスク因子の有無を把握し、積極的な検査を行う。

○地域での陽性率が 10％を超えるような流行地域への渡航者・居住者は、無症候性感染のリスクも踏まえ、スクリーニング検査を行う。

新型コロナウイルス感染症の潜伏期間

　新型コロナウイルス感染症（COVID-19）の潜伏期間は、通常、曝露後 14 日以内であり、ほとんどの場合は曝露後約 4〜5 日で発生するとされている[1〜3]。症状を有する COVID-19 患者 1,099 例を対象とした研究では、潜伏期間の中央値は 4 日（四分位範囲 2〜7 日）であった[3]。曝露のタイミングが識別できた確定患者 181 例を対象とした中国のモデリング研究では、2.2 日以内に 2.5％、11.5 日以内に 97.5％に症状が出現すると推定され、潜伏期間の中央値は 5.1 日であった[4]。一方、別の研究では、武漢に旅行あるいは居住し、武漢を出た後に診断が確定した 1,084 例の潜伏期間は、中央値が 7.8 日で、5〜10％は曝露後 14 日以上経過後に発症していた[5]。

新型コロナウイルス感染症の症状

初期症状はインフルエンザや感冒に似ており、わが国における COVID-19 症例のレジスト

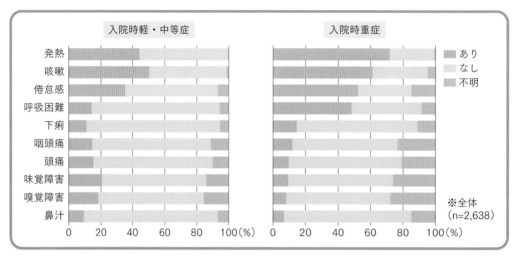

図の凡例:
入院時軽・中等症 / 入院時重症

あり / なし / 不明

症状（上から）:
発熱 / 咳嗽 / 倦怠感 / 呼吸困難 / 下痢 / 咽頭痛 / 頭痛 / 味覚障害 / 嗅覚障害 / 鼻汁

※全体
(n=2,638)

■図1　COVID-19 の症状と頻度（文献6より作成）

リ「COVID-19 REGISTRY JAPAN」（COVIREGI-JP）の2,638例の解析では、頻度が高い症状は37.5℃以上の発熱（53%）、咳嗽（54%）、倦怠感（41%）、呼吸困難（25%）であり、下痢、咽頭痛、頭痛、鼻汁は10%前後であった[6]。中国の1,099例を対象とした報告では、37.5℃以上の発熱を認めた患者は入院時44%であったが、入院中に89%となった[3]。味覚障害（17%）と嗅覚障害（15%）はインフルエンザ感染症に比べて頻度が高いと考えられるが[7]、現時点ではコロナウイルス感染症に特異的な症状ではない[8]。また、メタアナリシスでは、嗅覚障害および味覚障害の推定有症状率はそれぞれ52%と44%と報告されている[9]。胃腸症状を報告しているメタアナリシスでは、有症状率は全体で18%であり、下痢、悪心・嘔吐、腹痛はそれぞれ13%、10%、および9%であった[10]。

COVIREGI-JP のデータでは、入院を要した2,638例のうち、酸素投与を要しない軽症例が62%、酸素投与を要した中等症例が30%、人工呼吸器管理や体外式膜型人工肺（extracorporeal membrane oxygenation：ECMO）による集中治療を要した重症例が9%であり、このうち7.5%が死亡した[6]。これらのデータをもとに、軽・中等症例と重症例に分けた諸症状の頻度を図1[6]に示す。

一方で、無症候性感染のレビューも報告されている[11]。COVID-19 患者のうち、40〜45%は無症候性であり、サイレント伝播のリスクがあるため、症状がなくても検査が必要になる[11]。

新型コロナウイルス感染症の臨床経過

症候性の感染症は軽症から重篤までさまざまであり、軽症であった患者が1週間かけて重症から重篤に進行することもある[12]。武漢で入院した138例の報告では中央値として、発症

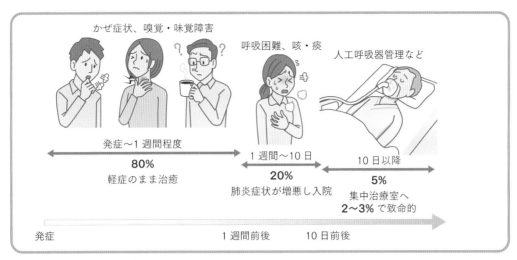

■図 2　COVID-19 の臨床経過（文献 15 より作成）

から呼吸困難の発現まで 5 日、入院まで 7 日、急性呼吸窮迫症候群（acute respiratory distress syndrome：ARDS）発現まで 8 日経過であった[13]。約 44,672 例の診断確定患者を含む中国疾病予防管理センターのレポートでは、軽症（mild）81％、重症（severe）14％、重篤（critical）5％であり、確定患者全体の致死率（case fatality rate）は 2.3％（70〜79 歳では 8％、80 歳以上では 15％）であり、重篤な患者の致死率は 49％であった[14]。同データを参考に作成した COVID-19 の経過を図 2[15] に示す。ただし後述するように、年齢や基礎疾患などによって重症化のリスクは異なる点に注意が必要である。

重症化のリスク因子

　一般的に、高齢者や基礎疾患を合併している患者で重症化のリスクが高いことがわかっている。米国疾病予防管理センター（Centers for Disease Control and Prevention：CDC）は、重症（入院、集中治療室への入室、挿管または人工呼吸を要する、死亡）と関連する基礎疾患のリストを公表している[16, 17]（表 1）[18]。ワシントン州の複数の長期ケア施設におけるアウトブレイクでは、影響を受けた 101 施設の入居者の年齢中央値は 83 歳であり、94％が基礎疾患を抱えていた。このうち 55％が入院し、34％が死亡した。米国の 30 万例の報告では、基礎疾患のある患者の死亡率は基礎疾患がない患者の死亡率に比べ 12 倍であった[19]。

　COVIREGI-JP のデータでは、末梢動脈疾患、慢性肺疾患、うっ血性心不全とともに、糖尿病、高血圧、高脂血症、肥満などの基礎疾患を有する患者で中等症以上となる割合が高いことが示されている（図 3）[6]。

■表1　**重症化のリスク因子**（文献18より作成）

強いエビデンスがあるもの	エビデンスが強くはないが可能性があるもの
・がん ・慢性腎臓病 ・慢性閉塞性肺疾患（COPD） ・臓器移植後の免疫抑制状態 ・肥満（BMI ≧ 30） ・心血管疾患（心不全、冠動脈疾患、心筋症） ・鎌状赤血球症 ・2型糖尿病	・気管支喘息 ・脳血管疾患 ・囊胞性線維症 ・高血圧症 ・造血幹細胞移植、HIV、ステロイド、免疫抑制剤の使用などによる免疫抑制状態 ・神経疾患 ・肝疾患 ・妊娠 ・肺線維症 ・喫煙 ・サラセミア ・1型糖尿病

※ COPD：chronic obstructive pulmonary disease

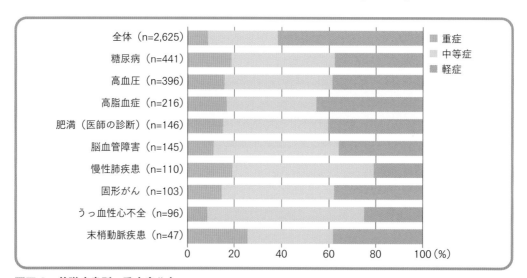

■図3　**基礎疾患別の重症度分布**（文献6より作成）

年齢の影響

　あらゆる年齢で重症化する可能性があるが、高齢であるほど重症化しやすく、致死率も高いことがわかっている[14]。中国本土のデータに基づくモデリング研究では、COVID-19患者の入院率は年齢とともに増加し、20〜29歳で1％、50〜59歳で8％、80歳以上では18％であった[20]。また、それぞれの致死率は20〜29歳で0.06％、50〜59歳で1.3％、80歳以上で13％と推定された[20]。イギリスの報告では、80歳以上の死亡リスクは50〜59歳の死亡リス

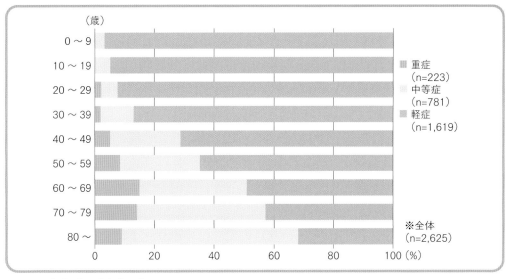

■図 4　**年代別の重症度分布**（文献 6 より作成）

クの 20 倍であった[21]。

　COVIREGI-JP のデータでは、60 代以降では酸素投与を要する中等症や人工呼吸を要する重症の割合が多い傾向にあった（図 4）[6]。

新型コロナウイルス感染症を疑う患者

　COVID-19 では前述のような臨床的特徴があるため、これらを踏まえたうえで感染症を疑い、検査をするべきか考慮する必要がある。

　臨床的に疑う症状としては、主に新規発症の発熱、呼吸器症状（咳嗽、呼吸困難など）、消化器症状（下痢など）、筋肉痛、嗅覚障害、味覚障害などがある（表2）[18]。これらの症状は他のウイルス性呼吸器疾患でもきたしうるが、潜伏期間も考慮すると、過去 14 日以内に COVID-19 患者と濃厚接触（医療現場での作業も含めて適切な個人防護具を着用せずに数分間以上接触）した、感染性分泌物と直接接触した、あるいは感

■表 2　**COVID-19 を疑う症状**
（文献 18 より作成）

- 発熱
- 呼吸器症状（咳嗽、呼吸困難）
- 消化器症状（悪心・嘔吐、下痢）
- 嗅覚障害
- 味覚障害
- 鼻汁、鼻閉
- 咽頭痛
- 筋肉痛
- 頭痛
- 悪寒
- 倦怠感
- 胸痛

染症流行地に居住していたか旅行した場合に COVID-19 を疑う必要がある。症状出現後から数日後の呼吸困難の発症は COVID-19 を示唆している[12]。また、緊急性の低い場合は、医療機関を訪れる前に電話で受診相談を行い、あらかじめ上記のような症状や渡航歴・接触歴を問診内

③
救急外来における疑い患者に対する検査（軽・中等症／重症）

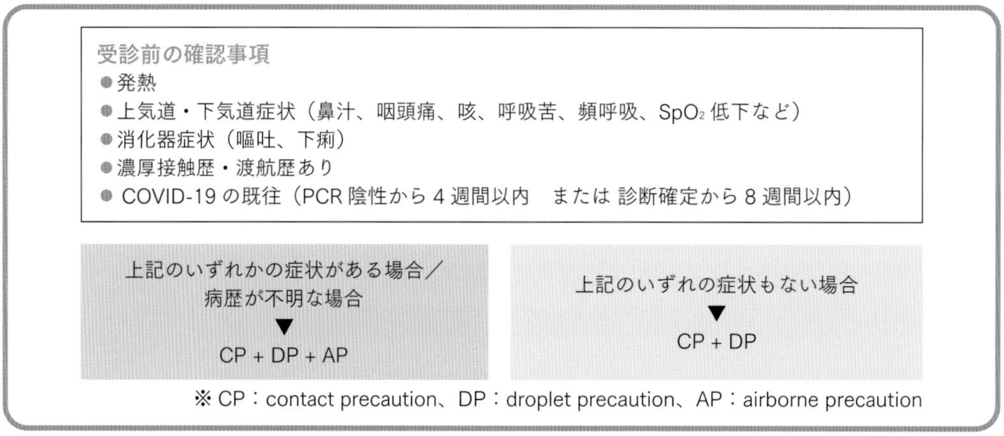

```
┌─────────────────────────────────────────────────────────────────┐
│  受診前の確認事項                                                 │
│  ● 発熱                                                           │
│  ● 上気道・下気道症状（鼻汁、咽頭痛、咳、呼吸苦、頻呼吸、SpO₂低下など）│
│  ● 消化器症状（嘔吐、下痢）                                       │
│  ● 濃厚接触歴・渡航歴あり                                         │
│  ● COVID-19 の既往（PCR 陰性から 4 週間以内　または 診断確定から 8 週間以内）│
└─────────────────────────────────────────────────────────────────┘
```

| 上記のいずれかの症状がある場合／病歴が不明な場合 ▼ CP + DP + AP | 上記のいずれの症状もない場合 ▼ CP + DP |

※ CP：contact precaution、DP：droplet precaution、AP：airborne precaution

■図 5　診察受け入れ時の予防策（例）

容に含めておくことも肝要である。当院での診療受け入れ時に患者・家族・救急隊などから収集する情報と診察時の予防策について、一例として提示する（図 5）。当院では無症候性の感染症患者との偶発的な接触を避けるために、救急搬送患者全例（検査済み除く）に初療室で抗原検査を施行している。

　微生物学的検査を行うことにより初めて診断が確定するため、症状のある患者、および感染が疑われるすべての患者に対して検査を行うべきである。しかし、現場での検査のリソースが限られる場合もあり、米国感染症学会（Infectious Diseases Society of America：IDSA）は、検査の優先順位を提案している。特に診断のついていない呼吸器感染症で入院している患者や症状を有する医療従事者、長期療養施設への入居者あるいは勤務者、重症化のリスク因子を抱えている患者などが主に優先される[22]。

　無症状の患者に対しては、公衆衛生や感染対策の目的で検査が必要になる場合があるとCDC や IDSA が公表している[23, 24]。これらには介護施設などの集合生活施設での早期発見が該当し、施設内で COVID-19 確定例が出た場合の職員や入居者のスクリーニングも含まれる。また、有病率が高い地域での入院時におけるスクリーニングが必要となる。目安としては、地域での PCR 陽性率が 10% 以上とされている。2020 年 9 月 11 日現在、東京都での PCR 検査の陽性率は 3.7% となっており、現時点では該当していない[25]。その他には、緊急性のある外科的処置あるいはエアロゾル発生処置の前、免疫抑制療法を受ける前などが含まれる[23]。診断確定患者との濃厚接触があった場合、曝露後にウイルスの RNA が検出可能となるまでの時間は明らかではなく、最適な PCR 検査のタイミングは不明であるが、平均潜伏期間に基づいて曝露後 5〜7 日の検査が推奨されている[22]。

　感染性が高まるのは感染症の初期段階である。中国のモデリング研究では、感染性は症状出現の 2.3 日前に始まり、発症の 0.7 日前にピークに達し、7 日以内に減少したことが示唆された[26]。

　COVID-19 と診断された患者は、発症後数週間、上気道の検体からウイルスが検出されることがある[26]。しかし、症状が改善した患者で、発症から 10 日以上経過した上気道検体からの感染性ウイルスの分離はめったに報告されていない[27, 28]。

おわりに

　COVID-19 から回復した後に、新たな症状が出現して検査を受けた場合に陽性となったときの解釈に関してはエビデンスがない。しかし、新型コロナウイルス（SARS-CoV-2）に対する免疫に関してもエビデンスがなく、再感染の可能性も否定できず、CDC は患者が最初の感染から 3ヵ月以上経過して検査が陽性であった場合に、再感染の可能性を検討することを提案している[29]。したがって、このような場合も積極的な検査の対象になると考えられる。

抗原検査の偽陽性

COLUMN

　当院では、富士レビオのエスプライン® SARS-CoV-2 を抗原検査で使用しているが、偽陽性と思われる症例に遭遇することがある。特に多いのが、テストラインが明瞭ではなく、非常に薄いラインが見える程度のものである。その結果、検査を繰り返したり、PCR 陰性をもって偽陽性と判断している。偽陽性になりうる原因として、鼻咽頭ぬぐい液の性状が粘稠な場合に起こり得ると指摘されている。このような場合には、検体を浸した試薬を通常 5 分間のところ、より長時間静置してからテストを開始すると偽陽性が減らせると説明されている。当院の工夫として、5 分間静置の後にキットに試薬を滴下し、30 分間のテスト中に試薬はそのまま残しておいて、偽陽性が疑われる場合は同じ試薬を用いてもう 1 キット検査を試みている。

引用・参考文献

1）Chan JF, et al. A familial cluster of pneumonia associated with the 2019 novel coronavirus indicating person-to-person transmission: a study of a family cluster. Lancet. 2020; 395(10223): 514-23.
2）Li Q, et al. Early Transmission Dynamics in Wuhan, China, of Novel Coronavirus-Infected Pneumonia. N Engl J Med. 2020; 382(13): 1199-207.
3）Guan WJ, et al. Clinical Characteristics of Coronavirus Disease 2019 in China. N Engl J Med. 2020；382(18): 1708-20.
4）Lauer SA, et al. The Incubation Period of Coronavirus Disease 2019 (COVID-19) From Publicly Reported Confirmed Cases: Estimation and Application. Ann Intern Med. 2020; 172(9): 577-82.
5）Qin J, et al. Estimation of incubation period distribution of COVID-19 using disease onset forward time: a novel cross-sectional and forward follow-up study. medRxiv. 2020.

6）国立国際医療研究センター．COVID-19 レジストリ研究に関する中間報告について．2020．http://www.ncgm.go.jp/covid19/0806_handouts.pdf（2020 年 9 月 10 日閲覧）

7）Zayet S, et al. Clinical features of COVID-19 and influenza: a comparative study on Nord Franche-Comte cluster. Microbes Infect. 2020.

8）Struyf T, et al. Signs and symptoms to determine if a patient presenting in primary care or hospital outpatient settings has COVID-19 disease. Cochrane Database Syst Rev. 2020; 7(7): CD013665.

9）Tong JY, et al. The Prevalence of Olfactory and Gustatory Dysfunction in COVID-19 Patients: A Systematic Review and Meta-analysis. Otolaryngol Head Neck Surg. 2020; 163(1): 3-11.

10）Cheung KS, et al. Gastrointestinal Manifestations of SARS-CoV-2 Infection and Virus Load in Fecal Samples From a Hong Kong Cohort: Systematic Review and Meta-analysis. Gastroenterology. 2020; 159(1): 81-95.

11）Oran DP, et al. Prevalence of Asymptomatic SARS-CoV-2 Infection: A Narrative Review. Ann Intern Med. 2020; 173(5): 362-7.

12）Cohen PA, et al. The Early Natural History of SARS-CoV-2: InfectionClinical Observations From an Urban, Ambulatory COVID-19 Clinic. Mayo Clin Proc. 2020; 95(6): 1124-6.

13）Wang D, et al. Clinical Characteristics of 138 Hospitalized Patients With 2019 Novel Coronavirus-Infected Pneumonia in Wuhan, China. JAMA. 2020; 323(11): 1061-9.

14）Wu Z, et al. Characteristics of and Important Lessons From the Coronavirus Disease 2019 (COVID-19) Outbreak in China: Summary of a Report of 72314 Cases From the Chinese Center for Disease Control and Prevention. JAMA. 2020; 323(13): 1239-42.

15）厚生労働省．"臨床像"．新型コロナウイルス感染症（COVID-19）診療の手引き．第 3 版．2020．9．https://www.mhlw.go.jp/content/000668291.pdf（2020 年 9 月 10 日閲覧）

16）Centers for Disease Control and Prevention. Coronavirus Disease 2019 (COVID-19): People with Certain Medical Conditions. http://www.cdc.gov/coronavirus/2019-ncov/need-extra-precautions/people-with-medical-conditions.html（2020 年 9 月 11 日閲覧）

17）Centers for Disease Control and Prevention. Coronavirus Disease 2019 (COVID-19): Evidence used to update the list of underlying medical conditions that increase a person's risk of severe illness from COVID-19. 2020. http://www.cdc.gov/coronavirus/2019-ncov/need-extra-precautions/evidence-table.html（2020 年 9 月 11 日閲覧）

18）UpToDate®. Coronavirus disease 2019 (COVID-19): Clinical features. 2020. https://www.uptodate.com/contents/coronavirus-disease-2019-covid-19-clinical-features（2020 年 10 月 1 日閲覧）

19）Stokes EK, et al. Coronavirus Disease 2019 Case Surveillance - United States, January 22-May 30, 2020. MMWR Morb Mortal Wkly Rep. 2020; 69(24): 759-65.

20）Verity R, et al. Estimates of the severity of coronavirus disease 2019: a model-based analysis. Lancet Infect Dis. 2020; 20(6): 669-77.

21）Williamson EJ, et al. Factors associated with COVID-19-related death using OpenSAFELY. Nature. 2020; 584(7821): 430-6.

22）Infectious Diseases Society of America. COVID-19 Prioritization of Diagnostic Testing. 2020. http://www.idsociety.org/globalassets/idsa/public-health/covid-19-prioritization-of-dx-testing.pdf（2020 年 9 月 11 日閲覧）

23）Centers for Disease Control and Prevention. Overview of Testing for SARS-CoV-2 (COVID-19). 2020. https://www.cdc.gov/coronavirus/2019-ncov/hcp/testing-overview.html（2020 年 9 月 11 日閲覧）

24）Infectious Diseases Society of America. Infectious Diseases Society of America Guidelines on the Diagnosis of COVID-19. 2020. https://www.idsociety.org/globalassets/idsa/practice-guidelines/covid-19/diagnostics/idsa-covid-19-guideline_dx_version-1.0.1.pdf（2020 年 9 月 11 日閲覧）

25）東京都新型コロナウイルス感染症対策サイト．都内の最新感染動向．2020．https://stopcovid19.metro.tokyo.lg.jp/cards/positive-rate/（2020 年 9 月 11 日閲覧）

26）He X, et al. Temporal dynamics in viral shedding and transmissibility of COVID-19. Nat Med. 2020; 26(5): 672-5.

27）Bullard J, et al. Predicting infectious SARS-CoV-2 from diagnostic samples. Clin Infect Dis. 2020.

28）Liu WD, et al. Prolonged virus shedding even after seroconversion in a patient with COVID-19. J Infect. 2020; 81(2): 318-56.

29）Centers for Disease Control and Prevention. Clinical Questions about COVID-19: Questions and Answers. 2020. https://www.cdc.gov/coronavirus/2019-ncov/hcp/faq.html（2020 年 9 月 11 日閲覧）

（本藤憲一）

04 緊急・臨時手術での望ましい対応

・・・Points・・・・・・・・・・・・・・・・・・・・・・・・・・・・・・・・・

○新型コロナウイルス感染が否定できるまで、疑い患者として対応する。

○疑いを解除できるまで可能な限り緊急手術を避けることが望ましいが、コロナ感染対策を優先させるあまり、手術施行の適切なタイミングを逃してはならない。

○疑い患者あるいは陽性患者を手術するための体制を準備する。

○エアロゾル発生予防など、感染予防に配慮した人員、術式、デバイスの選択が望まれる。

はじめに

　新型コロナウイルス感染症（COVID-19）が医療体制に与えた、あるいはこれからも与えていく影響は計り知れない。手術診療もその例外でなく、ウィズコロナ時代として、医療の新しい常態（new normal）に即した体制構築が望まれる。

　パンデミック当初より日本外科学会を中心とし、COVID-19情勢下での外科手術体制に対する提言が出され、重症度・緊急度のトリアージに基づいた手術の延期や待機が推奨された（表1）[1]。一方で、緊急手術を避けられない症例は一定の割合で存在する。沖縄の市中病院で、新型コロナウイルス（SARS-CoV-2）抗原検査陰性と判明したうえで施行した緊急手術症例が後にPCR陽性となり、接触した医療スタッフが自宅待機となったニュースは記憶に新しい。

　緊急手術にかかわる我々医療スタッフは、患者に適切な治療を行うのはもちろんのこと、自分や周囲のスタッフ、そして身近な大切な人を守っていくために感染予防に関する適切な理解と行動が求められる。当院での取り組みも含め、ウィズコロナ時代の救急手術対応に関してまとめる。

■表 1　COVID-19 蔓延期における外科手術トリアージの目安 （文献 1 より転載）

医療供給体制[*1]		安定時		ひっ迫時	
対象患者の新型コロナウイルス感染の有無[*2]		陰性[*4]	陽性・疑い	陰性[*4]	陽性・疑い
疾病レベル[*3]	A 致命的でない、または急を要しない疾患	適切な感染予防策を講じたうえで慎重に実施	延期	延期	延期
	B 致命的でないが潜在的には生命を脅かす、または重症化する危険性がある疾患	適切な感染予防策を講じたうえで慎重に実施	可能であれば延期し、やむを得ない場合のみ十分な感染予防策を講じたうえで慎重に実施	可能であれば延期	延期
	C 数日から数ヵ月以内に手術しないと致命的となりうる疾患	適切な感染予防策を講じたうえで慎重に実施	代替治療を考慮し、やむを得ない場合のみ十分な感染予防策を講じたうえで慎重に実施	代替治療を考慮し、やむを得ない場合のみ適切な感染予防策を講じたうえで慎重に実施	代替治療を考慮し、やむを得ない場合のみ十分な感染予防策を講じたうえで慎重に実施

[*1]：当該地域・医療機関における病床数、医療スタッフ、個人防護具（PPE）、COVID-19 患者の受け入れの有無、緊急事態宣言の有無、地域における感染拡大の程度などのさまざまな要因を踏まえ総合的に判断する。
[*2]：SARS-CoV-2 核酸検出法（PCR）による診断が望ましいが、検査できない場合は過去 2 週間程度の症状や海外渡航歴・移動歴・濃厚接触の有無（本人および同居者）、必要であれば胸部 CT 所見などを踏まえ総合的に判断する。
[*3]：疾病の重篤度、緊急度、必要性、患者の容態などを総合的に考慮し、主治医を中心にした医療チームで協議して判断する。患者状態によっては繰り返しの疾病レベル判定が必要な場合がある。
[*4]：不顕性患者も多く、また PCR 検査でも一定程度の偽陰性があるため確定診断は容易ではないことを認識し、院内マニュアルに従って適切な感染予防策を講じる。

■表 2　SARS-CoV-2 陽性および疑い患者に対する緊急手術対応の提言 （文献 2 より転載）

①新型コロナウイルス感染が疑われる場合は、最大限その判定結果を待つ。
②新型コロナウイルス感染が疑われる場合は、腹部 CT を撮影する際に胸部 CT もあわせて撮影する。
③陽性確定および疑い例に関しては、緊急手術であっても必ずフル PPE 装備で対応する。
④緊急手術における腹腔鏡手術に関しては、エアロゾル発生に伴う感染の危険性が否定できない現状であり、感染の可能性が極めて低い症例のみを対象とする。
⑤非手術治療を選択する可能性を最大限考慮したうえで、それが選択できない患者のみに緊急手術を行うようにする。

※ PPE：personal protective equipment

新型コロナウイルス感染症を考慮した緊急手術までの流れ

　外科手術に関する提言では、日本外科学会より緊急手術対応に関して表 2[2)] のような対応が挙げられている。まとめれば、「可能な限り緊急手術を避け、保存治療あるいは PCR 検査を経た準待機手術を行う。やむを得ず施行する場合は、空気予防策を行う」となるだろうか。当

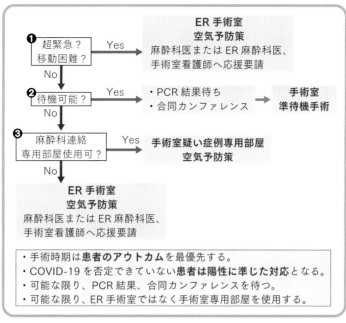

■図1　救命救急センターの緊急手術フロー（東京医科歯科大学医学部附属病院）

■表3　緊急手術を考慮する症例への対応

		対応	例
❶	バイタルサイン不安定などで手術室への移動すら危ぶまれる場合	ER手術室にて空気予防策を行ったうえで、緊急手術を行う。	・外傷 ・出血性ショック症例 など
❷	待機可能な場合	院内PCR検査を提出し、その結果を待ったうえで、日中に行われる感染対策室・呼吸器内科との合同カンファレンスを経て、疑いを否定した後に、準待機的に手術を行う。	・虫垂炎 ・胆嚢炎 ・一部の上部消化管穿孔 など
❸	待機困難な場合	手術室内の疑い症例専用部屋にて空気予防策を行ったうえで、緊急手術を行う。専用部屋が他症例で使用困難な場合は、ER手術室にて施行する。	・絞扼性イレウス ・下部消化管穿孔 など

院では同提言を踏まえ、図1で示すフローにて緊急手術を考慮する症例に対応している（表3）。

　患者と十分なインフォームドコンセントを行ったうえで、虫垂炎など待機可能な症例に関しては保存治療や疑いを否定した後の待機手術を可能な限り選択することに異論はないが、タイムリーな手術を要する症例は必ず存在する。その際は、確実な空気感染対策を行いつつ手術が可能な体制を各施設で整えておくことが望ましい。

　また、当院は日中であれば院内PCR検査が可能であることや、感染者の多い地域の病院であることから前述の対応としているが、当院の対応をすべての施設で一般化することは適切で

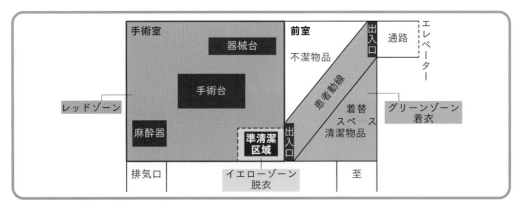

図2　手術室内のゾーニング

はない。一方で、どの施設であれ、病歴、抗原検査、胸部 CT 検査などの結果や合同カンファレンスを経るなど、疑い解除の基準を明確にすることは予期せぬクラスター発生を防ぐうえで重要と考える。

空気予防策下で行う緊急手術

部屋

　当院では手術室内の陰圧設定可能な部屋の一つを、COVID-19 疑いあるいは陽性症例専用とし、感染対策室と協議のうえゾーニングを行い、患者動線、PPE 着脱の場所を定めた（図2）。専用部屋を設定しない場合も、受け入れは陰圧室が好ましく、動線、PPE 着脱を行う位置をあらかじめ設定しておくことが望ましい。また、使用後にその他の患者を同室に受け入れる場合は、換気量に応じた十分な換気時間とアルコールあるいは次亜塩素酸ナトリウムによる高頻度接触部位の消毒が必要となる。

人員・個人防護具（PPE）[3]

　曝露リスクを最低限にし、手術時間を短縮するために、熟練者が対応し、人員は最小限とすることが望ましい。また可能な限り、あらかじめ物品や薬剤を部屋に入れ、扉の開閉や人の出入りを最小限にする。

　術者、器械出し看護師、外回り看護師、麻酔医は全員、N95 マスク、長袖ガウン、キャップ、ゴーグルまたはアイシールド、二重手袋など、フル PPE での対応が望ましい（図3）。また、不適切な PPE 着脱は曝露リスクを高めることから、手術参加者は適切な着脱手技を行わなければならない。各施設で PPE 着脱に関する教育、トレーニングをあらかじめ徹底しておく必要がある。

術式 [4]

　PPE 装備下での手術はそれを要しない手術と比較し、体力の消耗や精神的な疲労が大きくなることから、可能な限り短時間となるシンプルな術式を選択する必要がある。術者も熟練者であることが望ましい。長時間に及ぶ場合の交代人員の確保や、open abdominal management（OAM）を含めた計画的二期手術も選択肢となりうる。

　腹腔鏡など内視鏡の使用については、気腹前後などでエアロゾル発生のリスクがあり、

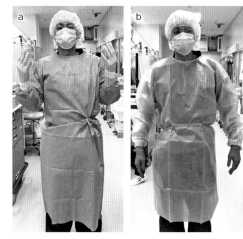

■図 3　PPE の装着例
a：術野側、b：外回り

またデバイスの汚染という観点からも、少なくとも疑いのある緊急患者では原則選択しないことが望ましい。患者のメリットが大きく選択せざるを得ない場合は、フィルターや排ガス装置、その後のデバイスの使用について十分に議論する必要がある。

挿管

　ビデオ喉頭鏡を使用し、挿管時間の短縮や簡略化を図る。咳嗽の誘発はエアロゾル発生のリスクがあるため、意識下挿管は避け、迅速導入が望ましい。呼吸器の回路にはウイルス除去率の高い高性能疎水性フィルター（人工鼻）を使用する。
①マスクを密着させ、100％酸素で十分な前酸素化を実施する。
②入眠後ただちに筋弛緩薬を投与する。
③気管挿管後、ただちに気管チューブカフに空気を注入する。
④聴診は推奨されず、カプノグラムによる確認を行う。

抜管

- 不必要な気管内吸引は行わず、口腔内吸引は深麻酔下で行う。通常の手順で問題ないが、可能な限り咳嗽反射を最小限とする工夫を行う。
- 加圧抜管はエアロゾル発生のリスクがあるため、平圧抜管を検討する。
- 抜管後は、患者にサージカルマスクを装着する。
- 人工鼻より患者側の器具、および吸引器具は、密閉可能な袋に入れてから廃棄する。

④
緊急・臨時手術での望ましい対応

おわりに

　ワクチンの完成などによる感染の縮小は期待されるが、COVID-19がなくなる可能性はないだろう。ウィズコロナ時代の緊急手術体制を各施設で構築することは必須である。発生状況や施設ごとの検査体制の違いもあり、一律のフローを用いることは困難だが、少なくとも疑い解除基準を施設ごとに明確にすること、疑い患者や陽性患者の手術を行う体制を準備しておくことは、予期せぬクラスターの発生予防や医療リスクを低減する一助となると考える。

COLUMN

フル PPE 手術はしんどい

　フル PPE 手術は想像以上に術者に負担である。当院では、接触感染対策のためのガウンの上に、さらに手術用ガウンを重ねて着ている。また、顔面はフェイスシールド、N95 マスク、キャップで密封されている。暑さ、それに伴う大量の汗などにより、フェイスシールドは曇り視界も悪くなるため、通常の手術とは雲泥の差がある（図4）。特に外傷症例をはじめとする緊急手術では、低体温は患者の予後を悪化させる。そのため、手術室は患者を保温する目的で温かくせざるを得ない。術者はフル PPE に包まれながら、その環境に耐えるしかない。当院では、フル PPE 下での手術の質を保つために、長時間手術時の術者交代や、open abdominal management による計画的二期手術などの選択肢をもって対応している。

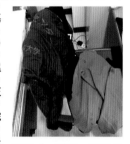

■図4　術前・術後のスクラブ
もとのスクラブ（右）とフル PPE 術後のスクラブ（左）。術後は汗で変色していることがわかる。

引用・参考文献
1）日本外科学会．新型コロナウイルス感染症蔓延期における外科手術トリアージの目安．改訂版 ver2.4．2020．https://www.jssoc.or.jp/aboutus/coronavirus/info20200414.pdf（2020年10月7日閲覧）
2）日本外科学会．新型コロナウイルス陽性および疑い患者に対する外科手術に関する提言（改訂版）．2020．http://www.jssoc.or.jp/aboutus/coronavirus/info20200402.html（2020年10月7日閲覧）
3）日本手術看護学会．手術室での新型コロナウイルス感染症（COVID-19）対策ガイド．第2版．2020．http://www.jona.gr.jp/COVID-19_20200512.pdf（2020年10月7日閲覧）
4）日本麻酔科学会．新型コロナウイルス感染症（COVID-19）（疑い，診断済み）患者の麻酔管理，気管挿管について．2020．https://anesth.or.jp/img/upload/ckeditor/files/2004_07_01.pdf（2020年10月7日閲覧）

（中堤啓太）

05 検査法の使い分け

Points

○ 新型コロナウイルス感染症の診断をつけるうえで、最も感度が高い検査は鼻咽頭ぬぐい液による RT-PCR 検査である。

○ 迅速抗原検査ではまれに偽陽性があり、PCR 結果と併せて確定診断をつける必要がある。

○ 有症状患者では抗原検査を優先し、無症状患者では PCR 検査を優先する。

はじめに

　新型コロナウイルス（SARS-CoV-2）による感染症（COVID-19）の診断、および診療方針の決定や検査を行う体制は、日本でも日々整備されている。また、検査の性能や特性、および社会的な感染対策の方針に合わせて検査対象とする材料や活用場面などの幅は広がっており、検査の使い方が煩雑になってきている。

検査法について

　COVID-19 の診断に関連する検査として、PCR 検査、抗原検査、抗体検査がある。各検査の特徴について表に示す。

PCR 検査

　RT-PCR 検査は、最も検出感度が高く偽陰性が少ないため、スクリーニングにも広く利用されている。抗原検査と比較して、結果の判明までに時間がかかる。鼻咽頭ぬぐい液による RT-PCR 検査が一般的であるが、軽度の侵襲があることに加え、実施にあたり適切な感染対策（患者の背後から採取する、陰圧室で採取するなど、採取にあたってエアロゾルが発生するリスクを考慮する必要がある）が求められる。したがって、有症状（発熱、上気道症状、嗅覚異常など）患者に対しては、唾液を用いることも選択肢となる。

項目		RT-PCR 検査		抗原検査 （定性迅速キット）	抗原検査 （定量）		抗体検査
目的		現感染の 有無		現感染の有無 （感染力が強いかどうか）			既感染の 有無
採取可能部位		鼻咽頭	唾液	鼻咽頭	鼻咽頭	唾液	血液
採取時エアロゾル発生リスク		高	低	高	高	低	低
時間		30 分 〜1 時間		30 分	30 分〜1 時間 （専用機器が必要）		1 時間 〜2 日
正確性	感度	70〜98%		40〜60%	60〜70%		60〜98%
	特異度	99.9%		99%			90%
有用度 （有症状患者）	発症 9 日以内	高	高	高	高		中
	発症 10 日以降	中	低	高	低		中
有用度（無症状患者）		低	低	低	低		中

　唾液による PCR 検査は、症状出現から 9 日以内の有症状患者を対象としていたが、厚生労働省は検査対象を無症状者（空港検疫や、濃厚接触者など）に拡大したことを表明している[1]。

抗原検査

　簡易キットによる定性検査と、化学発酵酵素免疫測定法による定量検査がある。後者は、専用の測定機器が必要となる。抗原定性検査は 30 分程度で結果が判明し簡便であるが、100 コピー以下の検体では SARS-CoV-2 を検出できないことが多く[2]、感度がそれほど高くない（偽陰性率が比較的多い）[3]。したがって、特に無症状の患者スクリーニングには推奨されない。抗原陽性であればある程度以上のウイルス量を保持している患者（感染性の高い患者）と判断できるが、抗原陰性であれば必要に応じて PCR 検査の結果も含めて総合的に診断をつける必要がある。

抗体検査

　現時点では一定の見解を述べられる状況になく[4]、疫学調査の目的以外では特に無症状の患者に対して実施は推奨されない。

検査法の使い分け

一般的に、有症状患者（疑いありの患者）と、無症状患者（スクリーニング患者）に分けると考えやすい。

有症状患者

診断をつけるうえで、鼻咽頭ぬぐい液を利用した RT-PCR 法が最も感度が高く有用である。しかし、24 時間対応可能な施設はほとんどなく、検査が不可能な場合も多い。したがって、まず鼻咽頭ぬぐい液による迅速抗原検査を優先して行い、陰性の場合には RT-PCR 検査を含め総合的に判断する。

無症状患者

確実な診断が求められる場合（濃厚接触者や、入院・術前などのスクリーニング時）は、やはり鼻咽頭ぬぐい液による RT-PCR 法が有用である。しかし、無症状患者を検査する場面では、比較的多くの人数を対象とするケースも想定される。そのため、唾液を検査材料とすることで検体採取面での負担を軽減することができる。注意点として、唾液中のウイルス量は鼻咽頭よりも少ないという報告もあり[5]、結果が乖離する可能性がある点、および（仮に症状があった場合）発症から 10 日経過すると検出感度が低下する点などがある。

検査結果の解釈

ここでは、使用頻度が比較的高い鼻咽頭ぬぐい液による、迅速抗原検査および PCR 検査の結果をどう解釈するかについて説明する。診断フローについては、図に示す。

迅速抗原陽性

原則的に COVID-19 患者として扱い、COVID-19 患者専用のフロアに入院する場合は、PCR 結果が出るまでは念のため個室管理を行う（偽陽性であった場合の院内曝露リスクを減らすため）。

迅速抗原陰性

診断的意義は低い。ウイルス含有量が低い（感染力が低い）可能性はあるが、原則としてPCR 検査も実施する。PCR 結果が出るまでは念のため個室管理を行う。

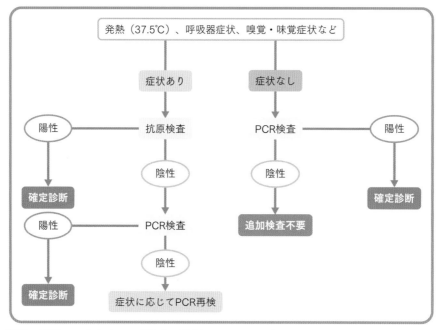

■図　新型コロナウイルス感染症の診断フローチャート

迅速抗原陰性、PCR 陽性

COVID-19 患者として扱う。

迅速抗原陰性、PCR 陰性

原則、非感染者として扱う。ただし、有症状患者の場合は、胸部 CT 検査（詳細については、**〈第 2 章 04 画像診断のポイント〉**参照）も含め、PCR 検査を再検する必要がある。

おわりに

　当センターでは、救急外来受診者に対して症状の有無に関係なく全例で迅速抗原検査を施行し、入院決定患者に対して全例 RT-PCR 検査を施行している。

　これまで、他院から迅速抗原検査陽性として転送されたが、当院で抗原検査・PCR 検査ともに陰性となり、結果として誤嚥性肺炎であることがわかった患者や、迅速抗原検査・PCR 検査ともに陰性であったが、胸部 CT 上は COVID-19 肺炎に典型的な所見があり、繰り返しPCR 検査を施行したところ 7 回目で陽性となった患者など、非典型的な例も経験している。臨床症状や現病歴、抗原検査、PCR 検査、画像検査などから総合的に判断し、COVID-19 を100％否定する検査は存在しないことを念頭に置くことが重要である。

引用・参考文献

1）厚生労働省．新型コロナウイルス感染症に関する検査について．2020．https://www.mhlw.go.jp/stf/seisakunitsuite/bunya/0000121431_00132.html（2020 年 11 月 10 日閲覧）

2）Grant BD, et al. A SARS-CoV-2 Coronavirus Nucleocapsid Protein Antigen-Detecting Lateral Flow Assay. ChemRxiv. 2020.

3）Bastos ML, et al. Diagnostic accuracy of serological tests for covid-19: systematic review and meta-analysis. BMJ. 2020; 370.

4）Centers for Disease Control and Prevention. Overview of Testing for SARS-Cov-2. https://www.cdc.gov/coronavirus/2019-ncov/hcp/testing-overview.html（2020 年 10 月 5 日閲覧）

5）Williams E, et al. Saliva as a Noninvasive Specimen for Detection of SARS-CoV-2. J Clin Microbiol. 2020; 58（8）: e0076-20.

（高山　渉）

⑤

検査法の使い分け

06 疑い患者の入院管理

Points

○ どのような患者を「疑い患者」とするかを理解する。
○ 「疑い」の解除方法を把握する。
○ PCR 検査だけに頼らず、「疑い症例カンファレンス」を開催する。

はじめに

　本項では、救急外来から入院して来た患者や入院中に感染が示唆された患者への対応を紹介する。各施設で設備やマンパワーが異なるため、一例として参考にしていただきたい。

救急外来から新規で入院した場合

患者のスクリーニング

　まず前提として、患者は救急外来にて病状、身体所見、胸部 CT 所見、PCR 検査をもとにスクリーニングされる。画像診断の詳細については、他項を参考にしていただきたい（**〈2 章 04 画像診断のポイント〉**参照）。表 1 の項目のうち、1 つでも該当する場合は「疑い患者」として扱う。

　抗原検査や PCR 検査が陽性であった場合は、厚生労働省の指針[1]に従い「新型コロナウイルス感染症（COVID-19）患者」として陽性病棟に入院となる。

　当センターでは病床の振り分け（図 1）を見るとわかるとおり、かなり厳しくオーバートリアージ気味にスクリーニングをしている。例えば、「病歴聴取が不可能」な患者を空気予防策（air precaution：AP）による対応とすることには議論の余地がある。全身管理を要する脳卒中の大部分が該当してしまい、管理上の困難を伴うためである。その一方で、酩酊状態や急性薬物中毒による見当識障害患者は、不特定多数の人と接している可能性があるため、十分に注意する必要がある。これらを踏まえたうえで、「病歴聴取が不可能」な患者の初期対応につい

■表1　入院時に COVID-19 を疑う患者

CHECK	1つでも該当する場合は「疑い」として個室 AP 対応とする
☐	嗅覚・味覚障害がある。
☐	上気道症状を伴う。
☐	病歴聴取が不可能。
☐	発熱や炎症があり、原因が明らかでない。
☐	海外渡航歴や濃厚接触歴がある。
☐	人工呼吸器や高流量酸素*を使用している。
☐	放射線科・呼吸器内科の CT 所見で新型コロナウイルスが否定できない。

*非侵襲的陽圧換気（non invasive positive pressure ventilation：NPPV）、ネーザルハイフロー
（nasal high flow：NHF）、リザーバーマスク

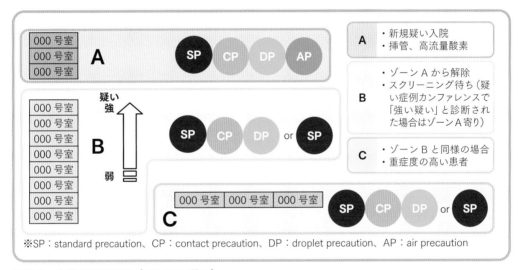

■図1　病床の振り分け（ER-ICU 運用）
ゾーン A は陰圧個室、ゾーン B・C はオープンフロア。

ては AP 対応とした。

「疑い患者」の扱い（図 1）

　疑いのある新規入院患者は、陰圧個室で AP 対応をする。疑わない患者や疑いが解除された患者は、オープンフロアに入る。AP 対応が解除されたとはいえ、「完全に否定できない患者」や「全く疑わない患者」に該当する患者が出てくる。陰圧個室管理を解除されても完全に感染が否定できない場合は、スタッフの意識付けとして、ゾーン A に近い病床に集めて、接触予防策（contact precaution：CP）・飛沫予防策（droplet precaution：DP）を継続する。また、

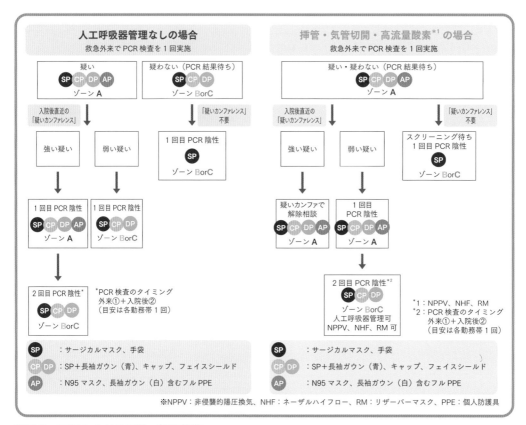

■図2　ICUにおける隔離・解除基準

診療する医療スタッフへの意識付けという観点から、病室の扉、パーテーション、床に、「ゾーニング」や「現在の患者のステータス」などを明確に記載することが重要である。

「疑い症例カンファレンス」 の開催

　救急、予定入院、転院症例を問わず、入院患者は全例「疑いカンファレンス」で相談する。平日午前10時から約1時間程度、①新規入院患者のアセスメント、②入院中の疑い患者の隔離解除、③転院予定患者の検査や入院病床について検討する。目的としては、すべての入院患者の感染リスクを把握して安全な診療のサポートをすること、および統一した隔離解除基準で円滑なベッド運用を可能にすることである。感染制御部、呼吸器内科、各科担当者、看護師が参加することになっている。新規患者は、病歴、身体所見、CT所見などから「疑わない（0％）」「弱い疑い（10〜30％）」「中等度疑い（30〜40％）」「強い疑い（40％以上）」に振り分けられたうえで、PCR結果を待つことになる。

　疑いの程度によって解除基準（図2）が異なる。ICUにおける検査スケジュールを表2に紹介する。

■表 2　**ICU における検査スケジュール**

「疑わない」	外来で施行した PCR 検査が陰性であれば、SP 対応に変更する。
「弱い疑い」	外来で施行した PCR 検査が陰性であれば、CP・DP 対応に変更し、陰圧個室管理も解除とする。そのまま 1 週間後に再評価する。
「中等度以上の疑い」 「強い疑い」	時間をあけて 2 回目のＰＣＲ検査を施行する。疑いの程度によっては、また人工呼吸管理中の重症患者の場合には、陰圧個室管理を解除せずに PCR 検査を連日施行することもありうる。そのため、「疑いカンファレンス」にて適宜相談する。

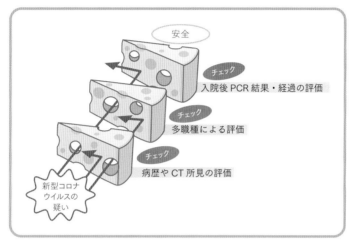

■図 3　**スイスチーズモデル**

「疑い症例カンファレンス」によるスクリーニング実績

　病歴、身体所見、CT 所見などを総合的にかつ多職種でスクリーニングする「疑いカンファレンス」は、何重にもチェック機能があり、スイスチーズモデルの役割を果たしている（図 3）。PCR 検査の結果判明前に適切なスクリーニングを施行できるため、有用であると考えられる。当センターでは、「スクリーニング結果」と「実際にスクリーニング後に判明した PCR 結果」を比較することで有用性を検討した。

　2020 年 4 ～ 6 月の間に入院となった患者は 302 人であった（図 4）。全例が「疑いカンファレンス」にてスクリーニングを受けた。「弱い疑い」もしくは「中等度疑い」と診断された 286 人は全例 PCR 陰性であった。その一方で、「強い疑い」と診断された 16 人のうち 8 人は PCR 陽性であった（陽性率 50％）。「強い疑い」患者に対しては、AP 対応と陰圧個室管理が徹底されていたため、医療スタッフは SARS-CoV-2 への曝露を回避できた。

　また、「疑いカンファレンス」にて「非常に強い疑い（80％以上）」と診断された患者 9 人に限ると、9 人中 8 人が PCR 陽性（陽性率 89％）であった。特に 4 月中に「非常に強い疑い」

6　疑い患者の入院管理

と診断された 6 人は全員が PCR 陽性（陽性率 100%）であった（図 5）。

　以上の結果より、入院患者に対しても PCR 検査の結果のみに頼らず、病歴や身体所見、CT 所見などから総合的に判断してスクリーニングを行えば、正確な診断が可能であり、予期せぬ曝露やクラスターの発生を回避できる。

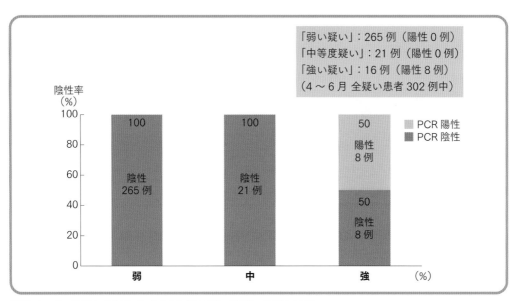

■図 4　4〜6 月に入院した全 302 例の疑い症例の PCR 結果
「弱い疑い」あるいは「中等度疑い」にスクリーニングされた患者は全例 PCR 陰性であった。「強い疑い」にスクリーニングされた患者の半数は PCR 陽性であった。

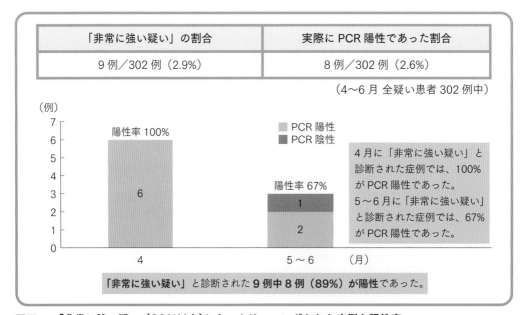

■図 5　「非常に強い疑い（80%以上）」とスクリーニングされた症例と陽性率

PCR 検査を出しても陽性にならないケース

　濃厚接触歴があり、CT 所見でも 90％以上の確率で新型コロナウイルス肺炎を疑うにもかかわらず、PCR 検査を何度出しても陽性にならないケースもある。

　鼻咽頭ぬぐい液で検出されない場合は、喀痰を提出してみるとよいだろう。上気道パターンと違い、下気道パターンでは検体を変えると検出されることがある。当センターでは、鼻咽頭ぬぐい液で陰性が 6 回出た後で、7 回目に喀痰で陽性となった経験がある。

6

疑い患者の入院管理

引用・参考文献
1）厚生労働省．新型コロナウイルス感染症（COVID-19）診療の手引き．第 3 版．https://www.mhlw.go.jp/content/000668291.pdf（2020 年 10 月 12 日閲覧）

（関谷宏祐）

新型コロナウイルス
陽性患者に対する
診療の在り方

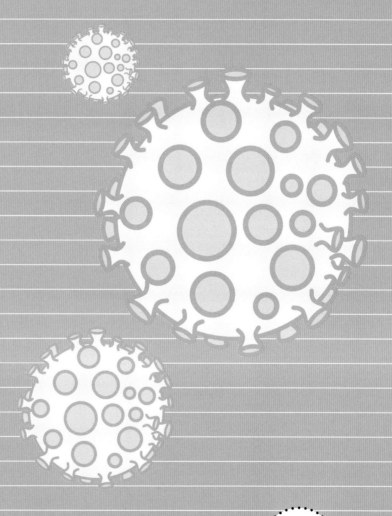

第2章

01 病棟体制（重症）の在り方

Points

○ 新型コロナウイルスはエアロゾルの飛散や接触によって感染するため、空気予防策を要する。

○ 感染症指定医療機関ではない施設で陽性患者を受け入れるのに必要な準備や工夫は、病室の整備、動線の設定、物品管理、処置、勤務体制などの面から実情に応じて行う。

○ ワンフロアの病床をすべて重症陽性患者専用とする「フロア管理」と一部の個室を陽性患者用に充てる「個室管理」がある。

○ 院内感染のリスクを低減させるためには、感染対策に基づいた病室や動線の整備、日常診療における工夫、スタッフ教育などが必要である。

新型コロナウイルスはどのように感染するか

新型コロナウイルス（SARS-CoV-2）は、6フィート（約2メートル）以内での感染者との接触で、咳やくしゃみ、会話、呼吸などで発生する飛沫やエアロゾル、またはそれらが乾燥した粒子を介して感染する。飛沫やエアロゾル、粒子の直接的な吸入や粘膜付着のほか、飛散して付着した飛沫に接触することでも感染が起こる。感染力はインフルエンザより強く、麻疹より弱いとされており、無症状の感染者から感染することもありうる[1]。SARS-CoV-2陽性患者を診療する際には、空気予防策が必要である。

集中治療室（ICU）への入室が必要なSARS-CoV-2陽性患者は、エアロゾルが発生しやすい処置を行う必要性が高い場合が多い。エアロゾルが発生しやすい処置とは、気道吸引、ネブライザー療法、誘発採痰、用手換気、非侵襲的陽圧換気（non invasive positive pressure ventilation：NPPV）療法、気管挿管、抜管、気管支鏡検査、気管切開術、心肺蘇生処置などである[2]。これらの処置は最低限にとどめることが望ましいが、患者の病態改善のために必要かつ代替手段がない場合には行わざるをえない。当院では、陽性病棟でのネブライザー療法やNPPV療法は原則行わないこととし、薬剤の単回吸引や早期人工呼吸器管理を推奨している。

　感染症指定医療機関ではない施設では、適切に感染症患者を受け入れることのできる病床を備えていない場合も多い。当院も感染症指定医療機関ではないため、一般病棟や ICU、ハイケアユニット（HCU）の病床に室内を陰圧にできる個室は数室あるに過ぎなかった。しかしながら、2020 年 3 月に WHO がパンデミックを宣言し、日本でも患者が増加し始めると、東京都の病床計画として感染症指定医療機関だけでは病床数を確保できず、それ以外の医療機関でも新型コロナウイルス感染症（COVID-19）患者のための病床を確保する必要性が生じた。多数の患者を受け入れる場合は、スタッフや他の患者への院内感染が懸念される。院内感染を防止するには、ウイルスへの曝露を最小限とする院内のシステム構築が必要である。当院では 2020 年 4 月より COVID-19 患者の多数受け入れを開始した。SARS-CoV-2 陽性患者の集中治療管理に必要な体制作りに関し、本項では世界や国内の各機関の推奨を参考にして当院の経験も交えて解説する。

病室の整備

　感染症指定医療機関ではない施設では、感染症患者用の病床ではない一般の病床を整備することで SARS-CoV-2 陽性患者の受け入れを可能とする。ただし、本来、設備や動線が感染症患者診療に適した設計になっていないことが多いため、施設ごとに工夫が必要となる。

　SARS-CoV-2 陽性患者（または疑い患者）に用いる入院病床は陰圧室が望ましいが必須ではなく、十分な換気ができればよい[2]とされている。入院病床はレッドゾーン（汚染区域）とグリーンゾーン（清潔区域）を明確に区別するゾーニングが必要である。グリーンゾーンとレッドゾーンの間にイエローゾーン（準清潔区域）を設けることが望ましいが、状況によってはイエローゾーンを設けられない場合も許容される[3]。ゾーニングと動線の整備は、各施設の感染制御部門の助言を仰ぎつつ、陽性病棟にかかわる多職種の意見を取り入れて検討しなければならない。患者やスタッフの動線だけでなく、機器や物品の搬入や搬出、薬剤や患者の食事の受け渡し、医療廃棄物の搬出など、各施設の実情に応じてルール作りを行う必要がある。スタッフの入室や物品の搬入と退室・搬出の動線は交わらないようにすることが望ましい。本項では、病床の選定・整備と動線の設定に分け、それぞれの留意点について述べる。

　SARS-CoV-2 陽性患者を診療できる重症病床は、人工呼吸器、持続的腎代替療法（continuous renal replacement therapy：CRRT）、体外式膜型人工肺（extracorporeal membrane oxygenation：ECMO）などの管理が可能であることが望ましい。もともと陰圧室や陰圧病棟などの設備がない場合には、通常の病床を陽性患者用の病床に変更して運用することもできる。ICU や一般病棟など 1 つのフロアの病床をすべて重症陽性専用病棟とする「フロア管理」と ICU や病棟内の個室をそれぞれ陽性患者用に充てる「個室管理」がある。多数

■表　フロア管理と個室管理の利点・欠点

	利点	欠点
フロア管理	・多数の患者に対応しやすい。 ・病状の不安定な患者に目が届きやすい。 ・PPEの着脱頻度が少ない。 ・使用頻度の高い機器や物品はフロア内に置いておける。	・スタッフのレッドゾーン滞在時間が長い。 ・フロア全体を占有するため、陽性患者以外に病床を使用できない。
個室管理	・個別対応が可能。 ・輸液ポンプ・シリンジポンプの輸液・薬剤の一部は、個室外での更新や速度変更が可能。 ・レッドゾーン滞在時間は比較的短い。	・個室内に患者のみとなる時間があり、重症病態の患者には不向き。 ・PPEの着脱頻度が高い。 ・部屋の扉を開放する頻度が高い。 ・輸液ポンプ・シリンジポンプの閉塞や接続外れなどに気付きにくく、リスクがある。

の重症陽性患者を受け入れる必要性がある場合には、フロア管理のほうが病状の不安定な患者に目が届きやすく効率がよい。一方、孤発症例を散発的に受け入れる場合には個室管理が適している。表に、フロア管理と個室管理の利点と欠点を比較した。

フロア管理

　出入口が扉で仕切られているフロアを利用する。個人防護具（personal protective equipment：PPE）の着衣エリアはグリーンゾーン内に設置が可能だが、脱衣エリアとしてイエローゾーンを設けることが望ましい。扉の内側をすべてレッドゾーンとし、陰圧装置がない場合にはこまめに窓を開けて換気を行うか、窓がない場合はサーキュレーターなどを設置して換気を行う[3]。レッドゾーン内ではスタッフは全員PPEを着用する。手袋は2重に着用し、患者ごとに上に装着した手袋のみを交換する。処置などを行う場合には、必要に応じてPPEの上から患者ごとにエプロンやガウンを着用する。フロア内に個室がある場合には、抜管や気管切開などのエアロゾルが発生しやすい処置は個室に移動して行う。また、接触予防策の必要な他の感染症を合併した場合には個室隔離を行う。

個室管理

　前室のある個室が理想的ではあるが、ない場合には扉の内外にPPEを着脱するイエローゾーンを設定する。陰圧装置がない場合には、フロア管理と同様に換気が必要である。スタッフは室内に入るときのみPPEを着用する。個室への入室頻度を減らすため、遠隔モニタリングを行うこと[4]、カテコラミンなどの厳密な速度管理の必要な薬剤以外は、ラインを延長して輸液ポンプやシリンジポンプを個室の外に出すこと[5]などが推奨される。
　当院では、重症陽性患者はフロア管理、重症疑い患者は個室管理としている（図1）。

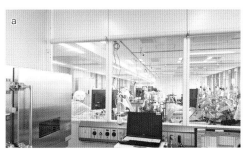
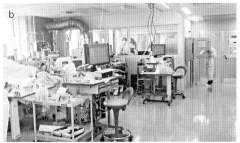
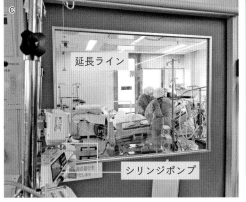
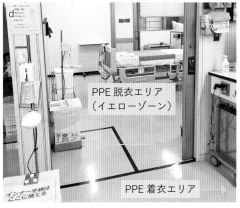

図1　院内のフロア管理・個室管理の様子
a：フロア管理としていた HCU のグリーンゾーンからレッドゾーンを見たところ。
b：レッドゾーン内からグリーンゾーンを見たところ。
c：疑い病床。外に置かれたシリンジポンプから延長ラインを室内に通し、点滴台を経由して患者に接続している。
d：疑い病床の扉の内側に PPE 脱衣エリアを設置した。

SARS-CoV-2 蔓延初期には HCU を、患者増加時には ICU を重症陽性病棟として使用した。陽性患者受け入れ開始時には陰圧装置がなかったため換気を行うことで対応し、病棟移動時には陰圧装置の増設工事を行ってフロア全体が陰圧となるように改変した。また、スタッフステーションの外周を隔壁で仕切る工事を行い、レッドゾーンに隣接したグリーンゾーン内にスタッフステーションを配置した（図 2）。各患者の生体モニターでグリーンゾーンをモニタリングできるようにし、人工呼吸器設定値や実測値など電子カルテに接続できる情報がグリーンゾーンで確認できるようにした。個室は一般の ICU または HCU の個室を疑い病床として使用しており、入床した患者の感染疑いが否定された場合には環境整備[3] を行ったうえで非感染患者の入室も可としている。個室も生体モニターは遠隔モニタリングとし、前述のように薬剤投与はラインを延長して個室外で輸液ポンプ・シリンジポンプの調整を行った（図1c）。

動線

感染症の専用病床ではない一般の病床またはフロアを SARS-CoV-2 陽性患者の病床とする

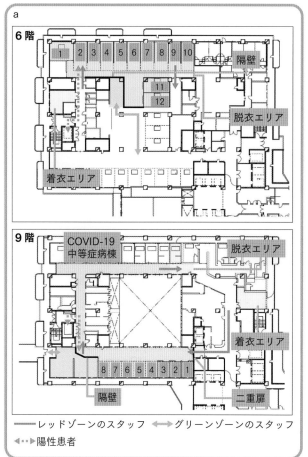
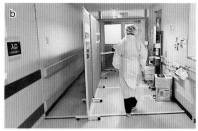

■ 図2 重症陽性病棟のゾーニングと動線（例）
a：2ヵ所の出入口を使用して、清潔な状態のスタッフと陽性患者やレッドゾーンに入っていたスタッフの互いの動線が可及的に交わらないように工夫した。b：脱衣エリアの様子。

には、ゾーニングとともに患者やスタッフの動線を決定する必要がある。陽性患者受け入れにあたり、一般外来や救急外来、または陽性患者の受け入れ口を別途設けている場合など、患者の入院時にどのような経路を通って病床に入床するか、画像検査などに行く経路などと併せて決めておかなければならない。また、スタッフの出入りに関しても、PPE着衣・脱衣エリアに合わせて動線を設定する。清潔な状態のスタッフと陽性患者やレッドゾーンに入っていたスタッフの互いの動線が交わらないようにすることが望ましい。

　図2に、当院における重症陽性病棟のゾーニングと動線の一例を示す。

　フロア管理の場合には、患者を最寄りのエレベーターから往来の少ない廊下を経由してすぐに陽性病棟に搬入できる動線とした。陽性患者を移送するエレベーターは院内で1基のみとし、画像検査やカテーテル治療への移送、転院のための病院外への搬出などにも同じ動線を使用した。一方、スタッフの動線に関しては、扉のある出入口が2ヵ所にある病棟を利用していたた

め、入口と出口を分け、一方通行とした。

　出入口が 1ヵ所のみのフロアを陽性病棟とする場合には、動線が交わらないようにする工夫が必要である。当院の中等症陽性病棟は扉のある出入口が 1ヵ所のみであったため、廊下を衝立で分け、スタッフの入口と出口の動線が交わらないようにした。

　当院では疑い患者受け入れ病床は個室管理としたが、個室への動線もフロア管理の動線と同様に、患者の移動経路を最短とすること、往来の少ない廊下を経由することなどに留意して決定した。患者搬送には、high efficiency particulate air（HEPA）フィルターの付いた市販の陰圧ストレッチャーや陰圧車椅子を使用すると病院の廊下などの移動が安全にできる。

　物品などの搬入出の動線も基本的に一方通行が推奨される。血液検体などを提出する際には、検体スピッツをアルコール清拭してレッドゾーンから出す検体置き場を決めておき、レッドゾーンスタッフと検体を運搬するスタッフが直接接触しないようにする。当院では、患者の食事はディスポーザブルの食器で提供され、スタッフの入室と同じ扉から搬入している。

　ゾーニングや動線の決定においては、病棟として運用するための利便性と感染対策などの安全性をいずれも重視しなければならない。システムとして感染対策を厳重にしても、運用が煩雑であれば順守率が低下してかえって感染のリスクが高まる場合もある。ウイルスの病棟外への持ち出しが院内感染のリスクとなるため、PPE の脱衣場所や物品・医療廃棄物の搬出経路は慎重に決定する。同時に、PPE の適切な着脱方法や環境整備、物品などの搬入出の取り扱いなど、感染制御に関するスタッフ教育を行い、院内で決定したルールのコンセンサスを得ることが重要である。

物品

　新型コロナウイルス重症肺炎患者の集中治療では、一般的な集中治療と同様に多くの医療機器を必要とする。

　フロア管理を行っている当院では、病床数と同じ数の人工呼吸器を陽性病棟内に常備している。また、超音波診断装置、十二誘導心電計など頻用される共有機器も病棟内に常備している。一方、透析機器や ECMO 装置などは必要時に病棟内に搬入している。使用頻度の低い機器を必要に応じてレッドゾーン内に搬入した場合には、機器の全面をアルコール清拭したうえで搬出する。喉頭鏡や気管支鏡など、ディスポーザブルのものが使用可能な場合には、それらを利用するとウイルスの病棟外への持ち出しにかかわるリスクを低下させられる。

　使用頻度の高い薬剤や消耗品は定数を決め、レッドゾーン内に常備している。リネン類なども含め、すべての必要物品をレッドゾーン内に常備することは困難であり、これらのグリーンゾーンへの配置も計画に入れなければならない。グリーンゾーンとレッドゾーンのスタッフで

イエローゾーンなどを介して受け渡しを行う、PPEを着衣したスタッフがレッドゾーンに入るときに必要物品を持ち込むなど、いくつかの選択肢があるが、物品によっては処置などで使用するため緊急で必要になることもあり、迅速に受け渡しができる手段を確保しておく。レッドゾーンとグリーンゾーンの間にパスボックスを設置すると、迅速な受け渡しが可能になる。

　個室管理の場合には、すべての物品を必要に応じて個室内に搬入することとなる。個室内に搬入した機器や物品は全面アルコール清拭をして搬出する。物品の受け渡しはフロア管理と比較して容易にできるが、扉の開閉が多くならないよう、処置などの際には必要物品を個室外で揃えてから一度に搬入するよう努める。

　レッドゾーン内へのスタッフの立ち入り頻度を減らすため、遠隔モニタリングやタブレットによるビデオ通話などが利用されている[5]。当院では、安価で扱いやすいインターホンをグリーンゾーンとレッドゾーンに設置し、ハンズフリーでの相互のコミュニケーションを可能にしている。タブレットでのビデオ通話は、人工呼吸器やECMOの設定値や実測値の確認、および患者・家族の面会などに使用している。一般的なPPEでは首回りの一部が完全に覆われないことが多く、受話器や携帯電話を耳に当てて通話すると接触感染のリスクが高まるため推奨されない。

処置・CPR

　重症陽性病棟内または重症陽性個室内はレッドゾーンではあるが、エアロゾル発生や拡散を低減させることで院内感染の防止につながる。

　レッドゾーン入室時には適切なPPEを着用し、処置を行っている間に患者に接触するスタッフの人数をできるだけ少なくする、また個室の場合には確実に扉を閉めるといった工夫が必要である。

　人工呼吸器の取り扱いについては日本呼吸療法医学会、日本臨床工学技士会よりガイドが出されている[6]。人工呼吸器装着患者では、必ず患者に近い側にフィルター付き人工鼻を装着し、蛇管をつなぎ替える際にはフィルター付き人工鼻を患者側に残した状態で接続を外す。気道吸引は閉鎖式吸引システムを用いて行う。フィルター付き人工鼻はウイルス除去率が99.99%を超える[7]とされており、使用が強く推奨される。

　気管挿管や人工呼吸器回路交換など、挿管チューブが開放状態となる場合には筋弛緩薬を用いて咳嗽反射や自発呼吸が生じないようにする。抜管や、やむを得ず気管支鏡検査を行う際などは、ビニールなどの透明な覆いを患者の頭部にかぶせ、飛沫の飛散を防ぐ。

　当院では、痰の検体採取は週に1回の人工呼吸器回路交換に合わせ、交換直後の清潔な状態の閉鎖式吸引システムを用いて行っている。また、患者の抜管検討時には通常の自発呼吸ト

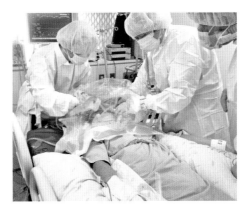

■図 3　抜管時の様子

ライアル（spontaneous breathing trial：SBT）基準を用いているが、T ピースによる吹き流しやリークテストはエアロゾル発生のリスクが高いため行っていない。人工呼吸器設定は自発呼吸モードとし、リークテストの代用として、前日または当日に筋弛緩薬投与下に喉頭展開または気管支鏡検査を行って喉頭浮腫の評価を行っている。

　気管挿管や抜管の手技は、当院では COVID-19 挿管チームとして麻酔科の協力を得ている。挿管時には原則として受動酸素投与のみで酸素化を行い、確実な筋弛緩下で施行する。抜管時には、患者の頭部にエアロゾル飛散防止のビニールをかけて施行する（図 3）。

　新型コロナウイルス肺炎では、人工呼吸器の長期装着を余儀なくされる場合もある。一般重症診療では、2 週間を超える長期人工呼吸器管理の場合は気管切開を検討するが、新型コロナウイルス肺炎の場合にはエアロゾル発生のリスクが高いため、通常より長期間、気管挿管にて診療を継続することが多い。しかしながら、人工呼吸器離脱困難症例で、気管切開によって病態の改善が期待できると判断された場合には、ウイルスが陰性化する前に気管切開を行うこともある。当院では、頭頸部外科による気管切開チームが手術を担当する。原則として、レッドゾーン内の個室に移動し、ベッドサイドで気管切開を行う。通常の PPE の上にサージカルガウンを着用し、フェイスシールドではなく、より気密性の高いゴーグルを装着することもあるが、当院ではタイベックスーツなどは使用していない。

　SARS-CoV-2 陽性患者が心肺停止となった場合の心肺蘇生処置（cardiopulmonary resuscitation：CPR）についても院内の実情に合わせたルールをあらかじめ決めておくとよい。COVID-19 では呼吸不全による低酸素血症や心筋傷害・凝固異常による血栓塞栓症などの合併症から心停止を起こす危険性がある。米国心臓協会（American Heart Association：AHA）は SARS-CoV-2 陽性または疑われる場合の CPR について暫定ガイダンスを作成した[8]。蘇生処置を開始するにあたり、関与する人数は最小限とし、全員 PPE を装着する。可能であれば、自動心臓マッサージ器やビデオ喉頭鏡を使用する。気道管理としては、バッグマスク換気にも

フィルター付き人工鼻を用い、成人患者にはバッグを揉まずに受動酸素投与のみとする。その場にいる最もスキルの高い医師により胸骨圧迫を中断のうえ気管挿管し、挿管後はすぐにフィルター付き人工鼻を装着することが推奨されている。また、入院患者ではあらかじめ蘇生コードを確認し、それを院内のスタッフで情報共有できるようにシステム化することも重要である。当院では、前述の推奨を参考に、当院の実情に即した CPR アルゴリズムを作成している。

CPR 時のエアロゾル発生・曝露を低減する工夫

CPR は胸骨を圧迫するため、患者の気道からエアロゾルが発生するリスクのある処置である。当院では、通常の CPR のアルゴリズムにエアロゾル発生・曝露を低減するための工夫を加えて院内アルゴリズムとしている[9, 10]。
　図 4 に、一般病棟における急変時の CPR アルゴリズムの一例を示す。この他、1 人分の PPE を 1 セットにして数セットずつ院内各所に配備してその場所を周知し、一般病棟での急変に備えている。中等症病棟や疑い病棟にもそれぞれのアルゴリズムを作成している。

勤務体制

　当院では、2020 年 4 月に最大 14 人の重症陽性患者が ICU に在室していたが、その時期には救命救急センターと集中治療科の医師が主診療科となり、外科などに数人の応援医師を要請し、シフト勤務としていた。患者数がやや減少した時期には、救命救急センター医師が主診療科となり、一般の救急診療と並行して診療を行っている。従来一般の HCU や ICU であったフロアを陽性病棟としていることや COVID-19 診療と通常診療を並行して行っていることなどから、通常診療は若干の制限を余儀なくされている。腹臥位療法施行時や超音波検査、気管支鏡検査、人工呼吸器設定調整などを行うため、複数医師による陽性病棟回診の必要があるが、血液ガス分析の結果や患者経過表、一部の人工呼吸器実測値などは電子カルテ上で参照可能であり、長時間の曝露を避けている。

　フロア管理では、看護師は長時間曝露になりやすい。レッドゾーン内での連続勤務は 4 時間を上限としており、ICU の患者：看護師比率 2：1 に則って交代要員を配置するため、実質的に約 1：1 看護としている。

　個室管理では、医師も看護師も入室の際にその都度 PPE を着脱するため、勤務体制は通常どおりとしている。

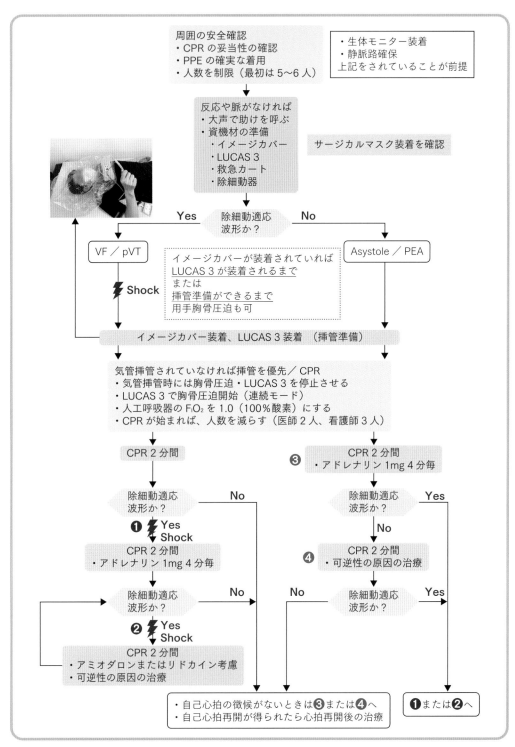

■図 4　一般病棟での COVID-19 患者に対する CPR アルゴリズム（例）（文献 9，10 より作成）

※なお、2020 年 11 月 17 日に日本蘇生協議会から公開された「病院における新型コロナウイルス感染症（COVID-19）対応救急蘇生法マニュアル」に「病院用 COVID-19 対応 BLS アルゴリズム」「病院用 COVID-19 対応 ALS アルゴリズム」が掲載されている。

おわりに

　感染症指定医療機関ではない施設で多数または孤発の重症陽性患者を診療するために必要な病棟整備につき、これまでに蓄積されたエビデンスと当院の経験に基づいて解説した。COVID-19 は新興感染症であり、まだ解明されていない部分も多い。最初にウイルスによる感染が確認されてからわずか 10 ヵ月程度であるが、ガイドラインなどであっても覆されたり修正されたりする場合がある。今後もたびたびエビデンスが塗り替えられていく可能性があり、常に知識をアップデートして最新の知見を得ることで、スタッフや病院を守る安全な診療を継続することができる。

　COVID-19 は今後、特別な疾患ではなく、各病院でも common disease として診療していく必要に迫られる疾患となるかもしれない。各施設は自施設の現状に即した病棟計画を練り、事前に準備することで、COVID-19 受け入れ時の混乱やリスクを低減することが望ましい。

引用・参考文献

1) Centers for Disease Control and Prevention. "How COVID-19 Spreads". Updated Oct. 5, 2020. 　https://www.cdc.gov/coronavirus/2019-ncov/prevent-getting-sick/how-covid-spreads.html（2020 年 10 月 19 日閲覧）

2) 厚生労働省. 新型コロナウイルス感染症（COVID-19）診療の手引き. 第 3 版. 2020. https://www.mhlw.go.jp/content/000668291.pdf（2020 年 10 月 19 日閲覧）

3) 日本環境感染学会. 医療機関における新型コロナウイルス感染症への対応ガイド. 第 3 版. 2020. http://www.kankyokansen.org/uploads/uploads/files/jsipc/COVID-19_taioguide3.pdf（2020 年 10 月 19 日閲覧）

4) 日本集中治療医学会危機管理委員会. インフルエンザ大流行や大災害時の集中治療室と病院における対策のための推奨手順と標準手順書：インフルエンザ大流行や大災害時の集中治療室でのトリアージに対するヨーロッパ集中治療医学会タスクフォースのサマリーレポート. 2012. https://www.jsicm.org/pdf/honyaku130325.pdf（2020 年 10 月 19 日閲覧）

5) Griffin KM, et al. Hospital Preparedness for COVID-19: A Practical Guide from a Critical Care Perspective. Am J Respir Crit Care Med. 2020; 201(11): 1337-44.

6) 日本呼吸療法医学会, 日本臨床工学技士会. 新型コロナウイルス肺炎患者に使用する人工呼吸器等の取り扱いについて—医療機器を介した感染を防止する観点から—. Ver.2.2. 2020. https://www.jsicm.org/news/upload/COVID-19-ventilator-V2.2.pdf（2020 年 10 月 19 日閲覧）

7) Nelson Labs®. Bacterial Filtration Efficiency TEST（BFE）at an Increased Challenge level. Lab. No. 416380. Mar. 2008. https://www.nelsonlabs.com/testing/bacterial-viral-filtration-efficiency-bfe-vfe/（2020 年 10 月 19 日閲覧）

8) Edelson DP, et al. Interim Guidance for Basic and Advanced Life Support in Adults, Children, and Neonates With Suspected or Confirmed COVID-19. Circulation. 2020; 141(25): e933-43.

9) American Heart Association. ACLS Cardiac Arrest Algorithm for Suspected or Confirmed COVID-19 Patients. 2020. https://cpr.heart.org/-/media/cpr-files/resources/covid-19-resources-for-cpr-training/english/algorithmacls_cacovid_200406.pdf?la=en（2020 年 11 月 16 日閲覧）

10) American Heart Association. BLS Cardiac Arrest Algorithm for Suspected or Confirmed COVID-19 Patients. 2020. https://cpr.heart.org/-/media/cpr-files/resources/covid-19-resources-for-cpr-training/english/algorithmbls_adult_cacovid_200406.pdf?la=en（2020 年 11 月 16 日閲覧）

（落合香苗）

02 重症化する患者の特徴

··Points··

○新型コロナウイルス感染症では重症化までに1週間から10日を要することも多く、初期には軽症であっても後に重症化するケースがある。

○重症化が予測される患者では、入院のうえ注意深くモニタリングするなどの対応が必要である。

○重症化をきたしやすい患者の特徴としては、高齢、基礎疾患を有する患者、肥満などが挙げられている。

○いくつかの血液検査項目や画像所見も重症化を予測する補助にはなると思われるが、確立された予測モデルは存在しない。

新型コロナウイルス感染症患者の特徴

新型コロナウイルス感染症（COVID-19）では、約80％の患者が無症状もしくは軽度の肺炎症状のまま自然に軽快するとされる[1]。しかし、15％程度の患者は呼吸苦症状や酸素化の低下などを呈して入院を要し、さらに5％の患者は呼吸不全や多臓器不全などを合併して集中治療を要するほど重症化するとされる[1]。

新型コロナウイルス感染症患者の死亡・入院リスク

全体の死亡率について、中国からの72,314人の新型コロナウイルス（SARS-CoV-2）の感染者を観察した大規模データでは2.3％[2]、イタリアの22,512人の感染者を観察したデータでは7.2％であった[3]。また、これらのデータでは、死亡率は年齢の増加とともに上昇することが示されており、80歳以上では約15〜20％の死亡率であったと報告されている。わが国のデータでも、80代以上の死亡率は23.0％に及んでいる[4]。米国疫病予防管理センター（Centers for Disease Control and Prevention：CDC）も年齢の増加に伴った入院および死亡リスクの増加について報告している（表1）[5]。

18〜29歳患者との率比の比較	0〜4歳	5〜17歳	18〜29歳	30〜39歳	40〜49歳	50〜64歳	65〜74歳	75〜84歳	85歳以上
入院	4倍減少	9倍減少	比較群	2倍増加	3倍増加	4倍増加	5倍増加	8倍増加	13倍増加
死亡	9倍減少	16倍減少	比較群	4倍増加	10倍増加	30倍増加	90倍増加	220倍増加	630倍増加

■表2　米国における基礎疾患・症状別の入院リスク（文献6より作成）

基礎疾患	喘息	高血圧	肥満（BMI≧30）	糖尿病	慢性腎臓病	重度肥満（BMI≧40）	2疾患*	3疾患*以上
無疾患者とのリスク比較	1.5倍	3倍	3倍	3倍	4倍	4.5倍	4.5倍	5倍

＊基礎疾患：喘息、肥満、糖尿病、慢性腎臓病、重度肥満、冠動脈疾患、脳卒中・慢性閉塞性肺疾患の既往

　また、心血管疾患、慢性腎臓病、慢性呼吸器疾患、高血圧症、糖尿病、悪性腫瘍などの基礎疾患を有する患者で重症化しやすいと報告されている[2,3,7]（表2）[6]。肥満も重要な重症化予測因子であるとされている。

重症化する患者

　イタリアでは、重症化した患者のうち女性の割合は3割程度であった[3]。中国では、入院患者の約4割は女性であった[7]。これらのデータから、男性のほうが重症化しやすいとの指摘もある。喫煙もCOVID-19の重症化因子の一つとする報告があり[7,8]、世界保健機関（World Health Organization：WHO）は禁煙を推奨する声明を出している[9]。なお、妊娠と重症化リスクとの関連ははっきりしていないが、妊娠中の女性患者はそうでない女性患者と比較して集中治療室入室が1.5倍増加し、人工呼吸器使用が1.7倍増加したとの報告がある（死亡率には有意な差は認めず）[10]。

　COVID-19では、発症から7〜10日を経て重症化することも少なくない。初期の軽度な症状で来院したCOVID-19患者のなかで、後に重症化するリスクの高い集団を同定することは重要な課題である。すなわち、このような患者では入院のうえ厳密なモニタリングを行うなど、重症化のリスクが低い患者とは異なった対応を行うことが必要となる。

　今までに患者背景や血液、および画像所見から重症化を予測しようという研究が複数行われ

ているが[11~13]、システマティック・レビューによる評価ではこれらの研究のバイアスリスクは高く、統計モデルや公表データの記述が不十分であり、そのまま臨床応用することは推奨されないと結論されている[14]。

重症化予測に有用な血液検査所見

厚生労働省の「新型コロナウイルス感染症（COVID-19）診療の手引き 第 3 版」では、重症化予測に有用な血液検査所見として表 3[4]の内容が挙げられている。

画像所見もしばしば重症化予測モデルの因子として使用されているが、SARS-CoV-2 による肺炎では CT 所見と肺酸素化能の間にはしばしば乖離があることも知られている。さらに画像所見で異常を認めない症例が非重症例の 18%、重症例の 3% で存在することにも注意が必要である[7]。

■表 3　**有用と考えられる重症化マーカー**（文献 4 より作成）

① D ダイマー上昇
② CRP 上昇
③ LDH 上昇
④ フェリチン上昇
⑤ リンパ球低下
⑥ クレアチニン上昇
⑦ トロポニン上昇
⑧ KL-6 上昇

おわりに

現在、尿中 L 型脂肪酸結合蛋白（L-FABP）、β_2-マイクログロブリン（β_2-MG）[15]、血清インターロイキン-6（IL-6）[16]などのバイオマーカーを用いた重症度予測の研究も進んでおり、今後さらなる研究結果が待たれる。

引用・参考文献
1）Carfi A, et al. Persistent Symptoms in Patients After Acute COVID-19. JAMA. 2020; 324(6): 603-5.
2）Wu Z, et al. Characteristics of and Important Lessons From the Coronavirus Disease 2019 (COVID-19) Outbreak in China: Summary of a Report of 72314 Cases From the Chinese Center for Disease Control and Prevention. JAMA. 2020; 323 (13): 1239-42.
3）Onder G, et al. Case-Fatality Rate and Characteristics of Patients Dying in Relation to COVID-19 in Italy. JAMA. 2020; 323 (18): 1775-6.
4）厚生労働省．"国内発生状況"．新型コロナウイルス感染症（COVID-19）診療の手引き．第 3 版．2020．https://www.mhlw.go.jp/content/000668291.pdf（2020 年 9 月 10 日閲覧）
5）Center for Disease Control and Prevention. COVID-19 HOSPITALIZATION AND DEATH BY AGE. 2020. https://www.cdc.gov/coronavirus/2019-ncov/downloads/covid-data/hospitalization-death-by-age.pdf（2020 年 10 月 5 日閲覧）
6）Center for Disease Control and Prevention. COVID-19 ASSOCIATED HOSPITALIZATION RELATED TO UNDERLYING MEDICAL CONDITIONS. https://www.cdc.gov/coronavirus/2019-ncov/downloads/covid-data/hospitalization-underlying-medical-conditions.pdf（2020 年 10 月 5 日閲覧）
7）Guan W, et al. Clinical Characteristics of Coronavirus Disease 2019 in China. N Engl J Med. 2020; 382 (18): 1708-20.
8）Liu W, et al. Analysis of factors associated with disease outcomes in hospitalized patients with 2019 novel coronavirus disease. Chin Med J (Engl). 2020; 133 (9): 1032-8.
9）World Health Organization. WHO Director-General's opening remarks at the media briefing on COVID-19 - 20

March 2020. https://www.who.int/dg/speeches/detail/who-director-general-s-opening-remarks-at-the-media-briefing-on-covid-19---20-march-2020（2020 年 10 月 5 日閲覧）

10）Ellington S, et al. Characteristics of Women of Reproductive Age with Laboratory-Confirmed SARS-CoV-2 Infection by Pregnancy Status - United States, January 22-June 7, 2020. Center for Disease Control and Prevention. MMER Morb Mortal Wkly Repo. 2020; 69（25）: 769-75.

11）Xie J, et al. Development and external validation of a prognostic multivariable model on admission for hospitalized patients with COVID-19. medRxiv. 2020.

12）Yan L, et al. A machine learning-based model for survival prediction in patients with severe COVID-19 infection. medRxiv. 2020.

13）Shi Y, et al. Host susceptibility to severe COVID-19 and establishment of a host risk score: findings of 487 cases outside Wuhan. Critical Care. 2020; 24（1）：108.

14）Wynants L, et al. Prediction models for diagnosis and prognosis of covid-19: systematic review and critical appraisal. BMJ. 2020; 369: m1328.

15）Katagiri D, et al. Evaluation of Coronavirus Disease 2019 Severity Using Urine Biomarkers. Crit Care Explor. 2020; 2（8）: e0170.

16）Wang C, et al. IL-6 may be a good biomarker for earlier detection of COVID-19 progression. Intensive Care Med. 2020; 46（7）: 1475-6.

（遠藤　彰）

03 治療法のアップデート

Points

○新型コロナウイルス感染症はまだ十分解明されていない疾患であり、標準治療も今後の研究の発展により大きく変化する可能性がある。

○新現時点におけるエビデンスに基づいた治療につき、薬物療法、呼吸・循環動態管理、合併症治療、栄養、リハビリテーション、治療体制構築に関して、実情に応じて行う。

○新診療科や職種を超えた協力体制を構築することが病院として重要である。

新型コロナウイルス肺炎の症状

2020 年 3 月から 6 月の第 1 波における新型コロナウイルス感染症（COVID-19）患者のデータでは、頻度が高い症状として、発熱（53.1％）、咳嗽（53.8％）、倦怠感（40.8％）、呼吸困難（25.1％）が挙げられている[1]。また、下痢、味覚障害、嗅覚障害はそれぞれ 12.2％、17.1％、15.1％の頻度で見られている。発症から入院に至るまでの期間が約 1 週間である一方、呼吸困難を生じるまでが発症から 8 日間、急性呼吸窮迫症候群（acute respiratory distress syndrome：ARDS）発症までが 9 日間、集中治療室入室までが 10.5 日間と、短期間で急激な増悪が懸念される疾患である[2]。

重症化のリスク因子としては、65 歳以上の高齢者、慢性閉塞性肺疾患（chronic obstructive pulmonary disease：COPD）、慢性腎臓病、糖尿病、高血圧、心血管疾患、肥満（BMI 30 以上）が挙げられている[3]。国立感染症研究所の報告によると、7 月 7 日までの入院患者数 2,636 人のうち、軽症・中等症として入院した患者は 68.1％、重症として入院した患者は 31.9％であり、気管挿管を要した患者は全体の 8.5％、重症患者では 22.9％であった[1]。また、死亡率は入院患者の 7.5％であり、気管挿管を要した患者では 33.8％であった。

新型コロナウイルス（SARS-CoV-2）は無症状者から感染することもあり得る[4]ため、感染が拡大しやすく、どのような医療機関でも診療する可能性のある疾患である。症状が急激に増悪する場合もあるため、高次医療機関への転送や気管挿管などのより高度な治療への切り替え

のタイミングを逸することのないよう注意が必要である。標準的な治療に関しては、厚生労働省の「新型コロナウイルス感染症（COVID-19）診療の手引き 第 3 版」[3]や米国国立衛生研究所（National Institutes of Health：NIH）の"Coronavirus Disease 2019（COVID-19）Treatment Guidelines"[5]などを参照されたい。本項では、治療を行ううえでの留意点や当院における工夫などを交え、実践的な治療方法について解説する。

薬物療法

　日本国内で承認されている薬剤は、レムデシビル（ベクルリー®）とデキサメタゾンの 2 剤であり、適応外使用が認められている薬剤はトシリズマブ（アクテムラ®）、ファビピラビル（アビガン®）の 2 剤である[3]。COVID-19 流行当初はヒドロキシクロロキン（プラケニル®）やロピナビル／リトナビル（カレトラ®）などの薬剤投与が試行された時期もあった。しかしながら、ヒドロキシクロロキンに関しては QT 延長症候群など、ロピナビル／リトナビルに関しても QT 延長症候群や肝機能障害などの副作用から、現在は推奨されていない[5]。

　当院では、2020 年 4 月の SARS-CoV-2 陽性患者受け入れ当初より重症患者の治療薬剤に関しては、最新のエビデンスをもとに呼吸器内科と協議のうえ決定している。当院でも現在の治療の第一選択薬はレムデシビルとデキサメタゾンとしており、厚生労働省の定めた用量に準じている[3]。レムデシビルは肝機能や腎機能を障害する可能性があるため、肝機能や腎機能が低下している患者ではレムデシビルに代えてファビピラビルを第二選択薬としている。重症例の急性期で炎症が強い時期にはトシリズマブを併用している。トシリズマブは効果が証明されていないことや米国では多くの病院で入手困難であることなどから、NIH のガイドラインでは推奨されていないが、日本国内では企業治験が実施されており、適応外使用が認められている。また、シクレソニドも国内で研究されている薬剤ではあるが、吸入薬であり、重症患者に用いることはまれである。

　補助的治療として抗凝固療法を行う場合がある。COVID-19 における凝固機能異常に関しては後述するが、陽性患者では D ダイマー高値を呈することが散見され、必ずしも深部静脈血栓（deep vein thrombosis：DVT）や肺塞栓を伴わない場合も多い。重症患者における DVT 予防目的にヘパリンを投与することがあり、体外式膜型人工肺（extracorporeal membrane oxygenation：ECMO）や持続的腎代替療法（continuous renal replacement therapy：CRRT）などの回路を装着する場合には、ナファモスタットを併用することがある。

　その他にも、回復期血漿や SARS-CoV-2 免疫グロブリン、インターフェロンβを用いるなど、国内外で研究が行われている治療法があり、今後の報告が期待される。COVID-19 に対する標準治療は、研究の発展により大きく変化する可能性がある。新薬の開発や現在使用され

ている薬剤のエビデンスレベル、効果が期待できる患者層など、常に情報のアップデートを行っていくことが肝要である。

呼吸管理

　新型コロナウイルス肺炎は病態により Type L と Type H に分けられるという説が、2020年 6 月に Gattinoni らから提唱されている[6]。Type L と Type H の病態の特徴を表 1 に示す。Type L は新型コロナウイルス肺炎の初期に見られることが多く、比較的軽症といわれている[3]が、実際は Type L でも重症の呼吸不全を呈することがある。一方、Type H は肺の炎症が進み、ARDS に近づいた病態と考えられる。新型コロナウイルス肺炎は肺組織の炎症が強く、他のウイルス性疾患に比べ、細菌性肺炎の重複感染がなくとも C 反応性蛋白（C-reactive protein：CRP）が高値を示すことが多い。また、酸素化が著しく低下しているにもかかわらず、患者自身は呼吸困難症状の自覚がないことが多く、病状の急激な増悪に気付きにくいという特徴がある。

酸素吸入療法

　国立感染症研究所の報告[1]では、軽症・中等症・重症患者を含む入院患者のうち 29.7 ％が酸素投与を必要としたとしている。

　当院では、非侵襲的陽圧換気（non invasive positive pressure ventilation：NPPV）療法はエアロゾル発生のリスクが高いため陽性患者には使用しない。また、高流量鼻カニュラ酸素（high flow nasal cannula oxygen：HFNC）療法も原則として行っておらず、可及的すみやかに挿管のうえ人工呼吸器装着を行う方針としている。1 日の間にも酸素需要が急激に増加することがあり、当院では酸素投与が 3L/ 分を超えて増加傾向にある場合には食事を中止し、5L/分を超えて増加傾向にある場合には気管挿管待機として厳密な観察を行っている。気管挿管を行う基準は定めていないが、患者から呼吸困難の訴えが聞かれないことが多く重症化の指標にはならないため、酸素化の悪化、酸素需要の増大を認めた際は早期に挿管人工呼吸器管理としている。

■表 1　**新型コロナウイルス肺炎の Type L と Type H の比較**

Type L	Type H
・肺のエラスタンスが低い。 ・換気血流比が低い。 ・肺の重量が小さい（肺の水分量が少ない）。 ・リクルート可能な肺の領域が少ない。	・肺のエラスタンスが高い。 ・肺内シャント率が高い。 ・肺の重量が大きい（肺の水分量が多い）。 ・リクルート可能な肺の領域が多い。

人工呼吸器

　新型コロナウイルス肺炎は肺に強い炎症を起こし、肺組織が傷害を受けると考えられる。強い炎症を起こした肺組織は脆弱になり、人工呼吸器誘発肺傷害（ventilator induced lung injury：VILI）や自発呼吸誘発肺傷害（patient self-inflicted lung injury：P-SILI）を起こしやすくなる。このような病態から、新型コロナウイルス肺炎の人工呼吸器管理には肺保護戦略が重要になる。肺保護戦略は通常の ARDS の管理と同様であり、ARDSnet Ventilation Strategy[7]などを参考にしている。低容量換気を許容してドライブ圧を小さく、また呼気終末陽圧（positive end-expiratory pressure：PEEP）を高く設定して肺の虚脱を防ぐことで、肺に対する圧損傷を最小限にすることができる。プラトー圧は 30cmH$_2$O 未満を目標として、1 回換気量を 4〜6mL/kg（理想体重）とする。最低限の酸素化（SpO$_2$ 88〜95％ または PaO$_2$ 55〜80mmHg）に必要な吸入酸素濃度（FiO$_2$）に応じて PEEP を設定する（表 2）[7]。低一回換気量、低 PEEP の人工呼吸器管理は高二酸化炭素血症になりやすいが、ARDSnet Ventilation Strategy では pH 7.15 までは許容としている。

　最近の人工呼吸器ではさまざまなモニタリングが可能な機種もあり、これらを新型コロナウイルス肺炎の人工呼吸器管理に役立てることができる。

　当院では、動的胸郭コンプライアンスの持続モニタリング、ピーポイントワン（P 0.1）の間欠測定が可能である。

　動的胸郭コンプライアンスは前述した Type L と Type H の鑑別に用いられる肺のエラスタンスと反比例するため、病態把握の一つの指標となる。また、Type H のような肺の水分量が多く肺胞虚脱の著明な ARDS に近い病態では、コンプライアンスの改善が回復の指標にもなる。

　P 0.1 は吸気開始が認識されて 0.1 秒後の気道内陰圧であり、患者の自発呼吸の吸気努力を反映している。新型コロナウイルス肺炎の人工呼吸器管理では患者の強すぎる吸気努力による P-SILI が懸念されるため、鎮静薬や鎮痛薬、もしくは筋弛緩薬を用いて呼吸努力を軽減することが推奨される。P 0.1 の値とその推移はこれらの薬物療法の効果判定や調節に有用である。また、人工呼吸器離脱成否の予測にも用いられる[8]。

　その他、当院では測定を行っていないが、人工呼吸器と専用デバイスを用いることで経肺圧のモニタリングが可能である[9]。経肺圧は気道内圧（肺胞圧の近似）から食道内圧（胸腔内圧

■表2　**F$_1$O$_2$・PEEP 対応表**（文献 7 より改変）

F$_1$O$_2$	0.3	0.4	0.4	0.5	0.5	0.6	0.7	0.7	0.7	0.8	0.9	0.9	0.9	1.0	1.0	1.0	1.0
PEEP (cmH$_2$O)	5	5	8	8	10	10	10	12	14	14	14	16	18	18	20	22	24

の近似）を減じたものであり、経肺圧に応じて PEEP を設定することが可能である。気道内圧が高値であっても、胸郭の重量が大きいなど胸腔内圧の高い状態では経肺圧は低く、肺胞の虚脱を防ぐにはさらに高い PEEP が必要となる。逆に気道内圧が高値でなくとも経肺圧が高値である場合には吸気努力が強いと考えられ、肺傷害の危険性が高くなる。

鎮静

　新型コロナウイルス肺炎患者では、機序は不明であるが、鎮静薬が効きづらく、本人の吸気努力や呼吸様式のコントロールに難渋する印象がある。当院では鎮静薬としてミダゾラム、プロポフォール、デクスメデトミジンなどを使用しているが、1 剤のみで深鎮静を得ることは難しい。鎮痛薬としてフェンタニルや、適応外使用ではあるがレミフェンタニルを併用している。特に吸気努力の強い場合や腹臥位療法を行う場合には深鎮静が望ましく、鎮静薬や鎮痛薬を複数併用しても吸気努力や呼吸様式のコントロールが難しい場合には、筋弛緩薬を使用している。筋弛緩薬は持続投与とすることが多く、継続は 48 時間を目安としている。48 時間後ないしはそれ以内にいったん筋弛緩薬を中止し、吸気努力や呼吸様式の再評価を行う。炎症が強く、肺の組織傷害が進行する時期には、やむを得ず 48 時間を超えて筋弛緩薬を投与することもあるが、その際には定期的に薬剤を中止して吸気努力や呼吸様式の再評価が必要である。筋弛緩薬の長期投与は、呼吸筋の筋力低下を招き、人工呼吸器離脱が困難になるため、気管切開や呼吸リハビリテーションなどを含めた長期計画が必要となる。

腹臥位療法

　重症 ARDS に対する腹臥位療法に関しては、16 時間以上の腹臥位療法が死亡率を減少させると 2013 年の PROSEVA study で報告されている[10]。腹臥位療法は特に胸部 CT 検査にて背側に肺炎像や無気肺が認められる病態では有用であり、健常肺への血流再分配による換気血流比の改善、クロージングボリュームの減少、横隔膜運動の変化、縦隔により圧排される部分の肺の換気改善、体位ドレナージなどの効果により、仰臥位に比べて酸素化が改善される。腹臥位療法は、危機的状況を一時的に回避し、その期間に肺炎の病態自体が改善するのを待つ支持的治療としての役割が大きい。

　当院では、新型コロナウイルス肺炎の患者に対し、積極的に腹臥位療法を行っている（図1）。新型コロナウイルス肺炎は肥満が増悪因子になることもあり、腹臥位療法を行うには多くの医療スタッフが必要であるが、無気肺になりやすいためドレナージなどによる酸素化改善の効果は期待できる。PROSEVA study では腹臥位継続時間は 16 時間以上となっているが、長時間腹臥位のほうが腹臥位療法後も高い PaO_2/F_1O_2 比（P/F 比）を維持できる可能性があるという報告[11]もあり、当院では 36 時間程度の長時間腹臥位を実践している。圧迫による眼球

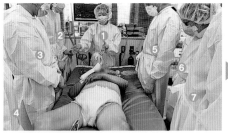

・頭部保持者が指揮をとってブリーフィングを行う。
・体位変換に5〜7人必要。

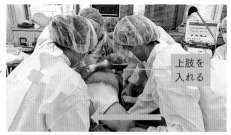

・人工呼吸器と反対側のベッド端まで寄せる。
・下になる側の上肢を手掌が臀部に当たる向きで体の下に入れる。

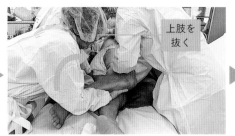

・人工呼吸器の方向に完全側臥位にする。
・下になっている上肢を背側に抜く。

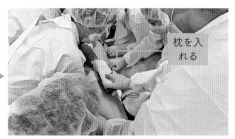

・腹臥位用の厚みのある枕を体に添わせるように入れる。
・シーツなどを入れておくと、体の位置を調整しやすい。

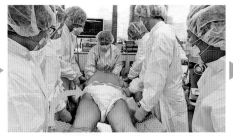

・枕に載せて腹臥位にした後、不均等な圧迫や体幹のねじれなどがないよう位置を調整する。
・必要に応じて枕を足す。

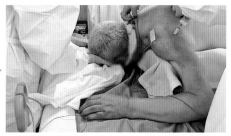

・神経障害や褥瘡を防ぐため、眼球圧迫や管類・モニター、四肢の角度などに注意する。
・両上肢は挙上する。

■図1　当院の腹臥位療法の手順

の傷害や四肢の神経障害などが生じないよう除圧を行い、褥瘡予防のためあらかじめ皮膚の保護剤塗布、保護フィルム貼付を行うなどの工夫が必要である。

一酸化窒素吸入療法

　一酸化窒素（nitric oxide：NO）は平滑筋拡張物質であり、吸入することで肺血管平滑筋細胞のc-GMPを増加させて選択的に肺血管を拡張させる。半減期が短く、全身血管に及ぼす影響は小さいといわれている。NO吸入療法は「心臓手術または先天性横隔膜ヘルニアの周術期における肺高血圧の改善を目的として行った場合」に保険適用があるとされているが、2003

年の重症呼吸器症候群（severe acute respiratory syndrome：SARS）流行時にもNO吸入療法が治療として試行されており、新型コロナウイルス肺炎でも同様に効果が期待されている[12]。人工呼吸器の回路の途中に装置を接続して吸入する治療（図2）であり、侵襲が小さいことから、当院ではECMO導入の前段階の患者やECMO適応外の重症患者に対する治療として採用している。

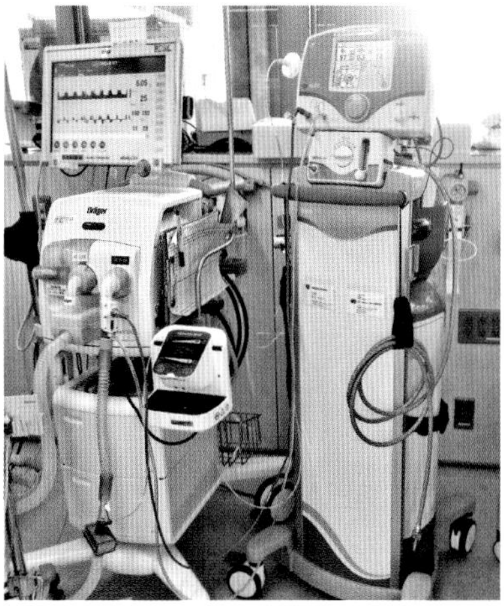

図2　一酸化窒素吸入装置を接続した人工呼吸器

ECMO

ECMOの導入基準としては、EOLIA trialの適応基準（表3）[13]が広く用いられている。ECMO治療は重症呼吸不全における低酸素状態を改善し、脳や各臓器への酸素供給を維持することが目的であり、それ自体が感染症治療となるわけではないため、ECMOで支持療法を行っている期間に治療的介入を行って改善が期待できる症例を適応とすべきである。また、大腿静脈や内頸静脈に19～29Frの脱血管と17～21Frの送血管を挿入し、3～5L/分の流量で回路を循環させるため、生体への侵襲が大きく、血管損傷やカテーテル感染などの合併症の可能性がある。さらに、回路内凝固を防ぐうえで抗凝固療法が必要となるため、出血性合併症の危険性もある。これらを踏まえ、適応は慎重に決定しなければならない。当院では、70歳未満と70歳以上80歳未満の発症前日常生活動作（activities of daily living：ADL）良好例は適応の可能性を検討、80歳以上は適応外としている。また、末期がん、不可逆性の基礎疾患などの終末期患者（慢性持続透析患者は含まない）や肺胞出血など制御困難な出血をきたしている症例を除外としている。

ECMO導入、管理、離脱などの具体的な方法については紙面の都合上、割愛する。V-V ECMOは医師、看護師、臨床工学技士など多職種の協力が必要な手技であり、知識、技術などの面で専門性が高いため、院内のチームで講習などを受講したうえで行うことが望ましい。

表3　**ECMOの適応基準**（文献13より改変）

- 人工呼吸器管理期間6日間以下。
- 人工呼吸器設定が吸入酸素濃度80％以上、1回換気量6mL/kg（理想体重）、PEEP 10cmH₂O以上の設定で以下のうちのどれかを満たす。
  1）P/F比50未満が3時間を超えて続き、支持療法*でも改善しない。
  2）P/F比80未満が6時間を超えて続き、支持療法*でも改善しない。
  3）pH 7.25未満 $PaCO_2$ 60mmHg以上が6時間を超えて続く（ただし、次の条件下：呼吸回数35回/分、プラトー圧 32cmH_2O以下）。

*支持療法はNO吸入、リクルートメント手技、腹臥位療法などを含む。

ECMO 装着中には人工呼吸器は肺保護換気設定（低ドライブ圧、低 PEEP、低換気回数）とし、肺組織傷害の進行を避ける。ECMO 装着中でも腹臥位療法は禁忌とはならず、当院では体位ドレナージなどの効果が期待できる場合には、カニューレなどに十分注意して行っている。

気管切開

長期人工呼吸器管理が必要な呼吸不全患者では、気管切開の適応を検討することが一般的である。新型コロナウイルス肺炎が重症化した場合にも長期人工呼吸器管理が必要となる。当院では、非 COVID-19 患者では人工呼吸器管理開始より 2 週間以降にも人工呼吸器管理が必要と予測される場合には気管切開の適応としている。新型コロナウイルス肺炎の患者における気管切開はエアロゾル発生の危険性が高いため、ウイルス量の多い急性期での気管切開は避け、人工呼吸器管理開始より 3〜4 週間以降に気管切開を検討することが多い。また、重症例では凝固異常に対する治療や ECMO などの回路内凝固の防止目的で抗凝固療法を行うことが多く、気管切開の手技による出血性合併症が懸念される。しかしながら、理学療法の促進など気管切開を行ったほうが肺炎治療に有利と判断した場合には施行している。重症患者では手術室への移動はリスクを伴うため、原則としてベッドサイドで行っている。気管切開手技は個室内で行い、術者は通常の個人防護具（personal protective equipment：PPE）の上からサージカルガウンを着用している。

循環管理

循環管理に関しては、一般的な重症患者と同様であるが、前述のように鎮静薬や鎮痛薬が効きづらいという特徴があるため、薬剤投与量や併用薬剤数が多くなり、循環抑制を伴うことが多い。また、高熱などによる脱水も見られるため、体内水分量はいくつかの指標を用いて経時的に評価していく必要がある。新型コロナウイルス肺炎では肺組織に強い炎症が生じ、肺外水分量が増加しやすい。このため、体内水分バランスはややドライサイドでの管理が好ましい。血圧低下が見られた場合、体内水分量を評価して高度脱水が示唆されなければ、輸液負荷で対応するよりもノルアドレナリンなどの昇圧薬を用いることを検討する。体内水分量が過剰になると肺外水分量も増加するため、循環動態が安定していれば利尿薬の使用も積極的に検討する。

合併症予防・治療

重症コロナウイルス肺炎は多くの合併症を起こすリスクがある。特に長期人工呼吸器管理を要する患者では、合併症の発生により致死的になる場合もある。

凝固機能異常

　COVID-19 では、ARDS による呼吸不全のほか、心筋梗塞や肺塞栓、脳梗塞などの血栓塞栓症、多臓器不全が死因となりうる。前述のように D ダイマー上昇はしばしば見られ、COVID-19 の死亡の 70 ％以上に凝固異常が関与しているといわれている[14]。ウイルス感染による免疫応答、炎症、低酸素などが契機となって、サイトカインストームや播種性血管内凝固症候群（disseminated intravascular coagulation：DIC）を生じ、ひいては多臓器不全を引き起こす。

　D ダイマーが基準値を超えて高値を示す場合は、凝固機能異常による合併症の予防目的に抗凝固療法を行うことが推奨されており[3]、当院では挿管患者は入院時より DVT 予防目的で経静脈ヘパリン投与を行っている。

　一方、出血性合併症も散見されており、凝固機能異常やそれに対する抗凝固療法、また ECMO や CRRT における抗凝固療法などがその一因と考えられる。当院でも血胸、鼻出血、口腔内出血、消化管出血、皮下・筋肉内出血などの合併症を経験しており、血管内治療や外科的処置などの治療介入が必要になる場合もある。

臓器障害

　集中治療室（ICU）に入室した重症患者の 22.2 ％が急性腎障害（acute kidney injury：AKI）を生じ、3.2 ％が腎補助療法を要したと報告されており[15]、腎機能障害は比較的多い合併症である。ウイルス感染を原因とした AKI である場合もあるが、高熱や食思不振が見られることがあり、脱水による腎前性腎不全が重複している可能性もある。CRRT の導入は一般の重症患者と同様だが、管理の面では、凝固機能異常からカラムが詰まりやすいなどの問題点がある。CRRT を導入した場合には、余剰水分を減少させるため、積極的に除水を行うことも考慮する。

　前述の報告[15]では、急性肝機能障害は 2.1 ％で見られている。肝機能障害は早期から見られることは少ないが、レムデシビルやファビピラビルなどにより薬剤性の臓器障害が起こる場合もあるため、経時的に肝機能検査が必要である。

重複感染

　ウイルス感染初期に重複感染を生じていることはまれではあるが、ステロイドやトシリズマブなどの免疫を抑制する薬剤の使用により細菌性肺炎などの重複感染のリスクは高くなる。長期人工呼吸管理によって人工呼吸器関連肺炎（ventilator-associated pneumonia：VAP）も生じやすい。また、中心静脈カテーテルや透析カテーテルなどの挿入が必要な場合も多く、カテーテル感染を起こす可能性がある。

重複感染を強く疑わない場合には抗菌薬の予防投与は不要であることが多いが、いったん解熱を得た後の再度の発熱や炎症性マーカーの再上昇、その他の臨床症状などから重複感染が疑われる場合には培養検査などを行い、症状に応じた抗菌薬投与を検討する。

気胸

重度の肺組織傷害と患者自身の強い吸気努力が特徴的な新型コロナウイルス肺炎では、肺保護戦略を実践していても VILI や P-SILI を生じ、気胸を起こすことがある。気胸に対するドレナージも一般的な適応と同様としている。当院では、新型コロナウイルス肺炎による呼吸不全と難治性の気胸の合併に対して ECMO 導入とし、低圧換気を継続して気胸を改善、ECMO 離脱、生存退院となった一例を経験した。

神経筋疾患合併症

COVID-19 では、筋炎、横紋筋融解、Guillain-Barré 症候群や Miller Fisher 症候群、ニューロパチーなどの合併症が報告されている [16] が、その機序はまだ十分に解明されていない。

栄養

一般的な重症患者と同様に、消化管に問題がなければ早期経腸栄養の開始が望ましい。筋弛緩薬や麻薬などの持続投与は経腸栄養の禁忌とはしていない。腹臥位療法中の患者でもベッドをヘッドアップに傾斜して経腸栄養を行う場合もあるが、口腔や鼻腔への逆流が見られることがあるため、腹臥位療法期間中のみ中心静脈栄養とすることが多い。

リハビリテーション

長期人工呼吸器管理の患者は廃用症候群を引き起こしやすいため、早期のリハビリテーション介入が望ましい。当院では新型コロナウイルス肺炎患者受け入れ当初より、各職種に対して PPE 着脱講習を行い、リハビリテーション科医やリハビリテーション療法士が PPE 着用のうえ、陽性病棟でもリハビリテーションを行えるよう体制を整備した。抜管後の患者では嚥下機能評価や嚥下訓練も行っている。

当院の治療体制

当院では 2020 年 4 月より SARS-CoV-2 陽性患者の受け入れを開始した。多数の患者の受

け入れに対応するため、病棟整備、物品の補充、スタッフの動員、システム作り、安全性の確保などを行った。

　病棟整備は他項などにて詳しく解説している（〈2 章 01 病棟体制（重症）の在り方〉参照）。

　物品に関しては、東京都より PPE の提供を受けることで安定供給が可能となった。また、人工呼吸器などの機器類も追加購入した。

　看護スタッフは重症病棟経験者など一般病床より異動の承諾を得られたスタッフを再配置した。診療科は主に救急科が担当したが、患者増加時は集中治療部も診療科に加わった。また、PPE の着脱講習を受講した主に外科系の医師が複数名、1 人当たり 1 〜数週間の期間で診療補助に当たった。受け入れ開始当初は、重症陽性病棟内の環境整備を清掃業者が請け負うことができなかったため、一部の医師がバックヤードとして環境整備や患者移送などの業務を担当した。さらに、主診療科の負担を軽減するため、各専門チームが結成された。気管挿管や抜管を行うための麻酔科医による挿管抜管チーム、ECMO の適応判断や継続判断などの倫理的側面も含めた支援を行う ECMO 支援チームとカニュレーションやカニューレ抜去の手技を行う心臓血管外科医によるチーム、気管切開を行う頭頸部外科気管切開チームなどである。

　その他、日々のカンファレンスに医師、看護師のほか、薬剤部、臨床栄養部、リハビリテーション部、臨床工学技士などの多職種が参加し、個々の患者の治療方針や状態評価、必要な介入につきディスカッションを行っている。

　重症 COVID-19 患者は、前述のようにさまざまな合併症を起こすリスクがあり、その診療には多くのスタッフの理解と協力が必要になる。診療科や職種を超えた協力体制を構築することが病院として重要である。

COVID-19 診療の恐怖を軽減するために

COLUMN

　「COVID-19 診療に携わることに恐怖を感じることはないのか」という質問を受けることがある。SARS-CoV2 は未知のウイルスであり、解明されていないこともいまだ多く、予想もつかない事態になることがありうる。また、疑い患者や陽性患者を日々診療しているうちに自らが感染してしまわないとも限らない。恐怖を軽減するために最も有効な手段は、知識の蓄積と感染防御のスキルである。刻一刻と変化する情報を収集して吟味し根拠を理解すること、安全のために作られたルールを順守し、手指消毒や PPE 着脱などのステップを一つひとつおざなりにせず実践することが、自分の身を守る術となる。

引用・参考文献

1） 国立国際医療研究センター．COVID-19 レジストリ研究に関する中間報告について．http://www.ncgm.go.jp/covid19/0806_handouts.pdf（2020 年 9 月 10 日閲覧）

2） Huang C, et al. Clinical features of patients infected with 2019 novel coronavirus in Wuhan, China. Lancet. 2020; 395(10223): 497-506.

3） 厚生労働省．新型コロナウイルス感染症（COVID-19）診療の手引き．第 3 版．2020．https://www.mhlw.go.jp/content/000668291.pdf（2020 年 11 月 2 日閲覧）

4） Centers for Disease Control and Prevention. How COVID-19 Spreads. Updated. Oct 5. 2020. https://www.cdc.gov/coronavirus/2019-ncov/prevent-getting-sick/how-covid-spreads.html（2020 年 11 月 2 日閲覧）

5） National Institutes of Health. NIH Coronavirus Disease 2019 (COVID-19) Treatment Guidelines. https://www.covid19treatmentguidelines.nih.gov/（2020 年 11 月 2 日閲覧）

6） Gattinoni L, et al. COVID-19 pneumonia: different respiratory treatments for different phenotypes? Intensive Care Med. 2020; 46(6):1099-102.

7） Nickson C. ARDSnet Ventilation Strategy. Apr 21. 2020. https://litfl.com/ardsnet-ventilation-strategy/（2020 年 11 月 2 日閲覧）

8） Sassoon CS, et al. Airway occlusion pressure. An important indicator for successful weaning in patients with chronic obstructive pulmonary disease. Am Rev Respir Dis. 1987; 135(1): 107-13.

9） Talmor D, et al. Mechanical ventilation guided by esophageal pressure in acute lung injury. N Engl J Med. 2008; 359(20): 2095-104.

10） Guérin C, et al. Prone positioning in severe acute respiratory distress syndrome. N Engl J Med. 2013; 368(23): 2159-68.

11） Carsetti A, et al. Prolonged prone position ventilation for SARS-CoV-2 patients is feasible and effective. Crit Care. 2020; 24(1): 225.

12） Kobayashi J, et al. Nitric oxide inhalation as an interventional rescue therapy for COVID-19-induced acute respiratory distress syndrome. Ann Intensive Care. 2020; 10(1): 61.

13） Combes A, et al. Extracorporeal Membrane Oxygenation for Severe Acute Respiratory Distress Syndrome. N Engl J Med. 2018; 378(21): 1965-75.

14） Pujhari S, et al. Clotting disorder in severe acute respiratory syndrome coronavirus 2. Rev Med Virol. 2020. e2177.

15） Richardson S, et al. Presenting Characteristics, Comorbidities, and Outcomes Among 5700 Patients Hospitalized With COVID-19 in the New York City Area. JAMA. 2020; 323(20): 2052-9.

16） Paliwal VK, et al. Neuromuscular presentations in patients with COVID-19. Neurol Sci. 2020; 41(11): 3039-56.

（落合香苗）

04 画像診断のポイント

Points

○新型コロナウイルス感染症≠新型コロナウイルス肺炎であることに注意する。

○胸部単純 X 線検査の感度は低い。

○新型コロナウイルス肺炎の画像所見は時間経過とともに変化する。

○典型所見も非典型所見も他の疾患とオーバーラップする。

○感染拡大、特に院内感染を防ぐために、診断内容が確実に担当スタッフに伝わり、診療に生かされるように工夫する。

はじめに

　本項では、新型コロナウイルス肺炎における画像診断のポイントや画像検査の適応・方法について、当院での対応を交えて紹介する。

　新型コロナウイルス感染症（COVID-19）の診療における CT 検査の役割は、新型コロナウイルス肺炎の疑い度合いを提示することであるが、注意すべきは CT 検査単独で診断を確定することはできないということである。新型コロナウイルス肺炎に特徴的とされる「両側性、末梢性のすりガラス状濃度上昇域」を呈する疾患は他にも見られ、非典型的な所見でも新型コロナウイルス肺炎であったということもある。病歴や行動歴、症状などを併せて判断することが重要である。

　もちろん、肺炎像がないからといって COVID-19 を否定することはできない（例えば、PCR 陽性のダイヤモンドプリンセス号の乗客では、無症状例の 46％、有症状例でも 21％ で、CT 画像上は肺に異常濃度域を認めなかったという報告[1] がある）。一方で、CT 画像で強く疑われる所見があっても PCR 陰性であることもある。この場合は、PCR 検査の偽陰性を疑うことも必要である。

画像検査の適応

　CT 検査の適応に関しては、北米放射線学会（Radiological Society of North America：RSNA）や米国胸部放射線学会（Society of Thoracic Radiology：STR）、米国放射線専門医会（American College of Radiology：ACR）が共同発表した指針のなかで、スクリーニング目的の施行は推奨しないとしている[2]。その理由は前述したように、他疾患とのオーバーラップがあり感度が十分でないことや、コストや院内感染のリスクが挙げられている。日本医学放射線学会の「新型コロナウイルス感染症（COVID-19）に対する胸部 CT 検査の指針」（2020 年 4 月 24 日）でも同様の方針が示されており、各施設の状況によって柔軟に運用するよう求められている[3]。

　通常診療と現在の「ウィズコロナ」診療では、違う考え方が必要である。適切な施設への早期転送や院内感染の予防、そして特に流行地域では偶発的に CT 検査により見つかる例があることも考慮し、柔軟に適応の閾値を変えなくてはならない。最も大切なことは、所見の解釈や限界を担当医と共有し、病院全体で CT 室の使用や検査時の動線・安全性を検討し、診療にあたることである。

CT の撮像条件

　すりガラス状濃度上昇域を検出するためには、スライス厚が 2mm 以下の薄層 CT が適している。線量に関しては CT の機種や患者の体型に依存するが、すりガラス状濃度上昇域が確実に検出できる線量での撮像が望ましい。他院へ転院させる患者の診療情報提供時の CD-ROM には、薄層 CT 画像もぜひ入れてもらいたい。

レポートの記載

　レポートの内容のばらつきを減らし、記載した所見や内容の意図を確実に担当医に伝えてマネジメントに反映するためには、レポートを構造化するとよい。前述した RSNA、STR、ACR の共同指針でも担当医とのコミュニケーションをとりやすくし、マネジメントを円滑にするために、構造化レポートを作成することが推奨されている（表 1）[2]。ほかにも、オランダ放射線学会が CO-RADS という分類を発表している[4]。特異度の異なる所見を組み合わせて評価しており、知識とより詳細な読影が必要である。

　所見による分類や文言の設定などは、施設ごとに担当医と協議して決定するのが好ましい。当院でも構造化レポートを記載しており、当初は 4 段階（「新型コロナウイルス肺炎を強く疑

■表 1　COVID-19 の胸部 CT レポートにおける報告文言の提案（文献 2 より改変）

新型コロナ ウイルス肺炎 所見の分類	根拠	CT 所見	推奨される文言
典型像	新型コロナウイ ルス肺炎像とし て高頻度に、高 い特異性をもっ て報告されてい る所見	・末梢性両側性のすりガラス状濃度上 昇域（コンソリデーションや二次小 葉内隔壁肥厚の有無は問わない） ・多発する類円形のすりガラス状濃度 上昇域（コンソリデーションや二次 小葉内隔壁肥厚の有無は問わない） ・"Reversed halo sign" や他の器質化 肺炎で見られる所見（時間が経過し てから見られる）	新型コロナウイルス肺 炎の所見として報告頻 度の高い所見を認め る。インフルエンザ肺 炎や器質化肺炎、薬物 性肺障害、膠原病肺で も同様のパターンが見 られることがある
不確定像	新型コロナウイ ルス肺炎像とし て非特異的な所 見	典型像はないが、以下の所見がある ・円形ではなく、末梢性でない、多 発、びまん性、肺門周囲、片側の すりガラス状濃度上昇域（コンソ リデーションの有無は問わない） ・円形ではなく、末梢性でない、少数 の小さなすりガラス状濃度上昇域	新型コロナウイルス肺 炎の可能性がある画像 所見であるが非特異的 であり、他の感染症お よび非感染症でも見ら れうる
非典型像	新型コロナウイ ルス肺炎像とし て非典型的、ま たは報告されて いない所見	典型像も不確定像の所見もないが、以 下の所見がある ・孤発性の大葉性または区域性コン ソリデーションですりガラス状濃 度上昇域を伴わない ・小結節（小葉中心性、tree-in-bud） ・空洞 ・小葉間隔壁の平滑な肥厚と胸水	新型コロナウイルス肺 炎としては非典型的あ るいは報告のない画像 所見であり、他の疾患 が疑わしい
肺炎なし	肺炎像なし	肺炎を示唆する CT 所見がない	肺炎を示唆する所見を 認めない（感染初期で は CT 所見が陰性のこ ともある）

う」「新型コロナウイルス肺炎が鑑別に挙がる」「異常所見はあるが新型コロナウイルス肺炎は積極的に疑わない」「肺炎なし」）での記載としていたが、使用しながら担当医側とディスカッションを繰り返した結果、レポートを受け取る側にとって文言に解釈の余地がなく、入院時の診療フローやベッドコントロールの実際に沿ったかたちに変更した（表 2）。

　ここでのポイントは、担当医側との共通言語として "Grade" を設けることで、個人の解釈の余地が狭められ、伝達が確実になったことである。Grade 2 以上は呼吸器内科によるダブルチェックが行われ、PCR 検査の結果が出るまで、あるいは「疑い症例カンファレンス」で臨床情報と併せて総合的な疑い度合いが決定されるまでは、その程度によって経過観察の病床や疑い症例用の病床に振り分けられる（〈第 1 章 06 疑い患者の入院管理〉参照）。

	Grade1	Grade2	Grade3
内容	肺に異常なし	異常所見あり	新型コロナ肺炎を鑑別に挙げる または 新型コロナ肺炎を強く疑う
呼吸器内科医による ダブルチェック	不要	必要	

「肺に異常なし」は、新型コロナウイルス肺炎を疑うような異常がない、ということである。腫瘍や膿瘍、末梢性の索状構造、小結節などは Grade 1 に分類される。

胸部単純 X 線写真では指摘できない肺炎がある

　胸部単純 X 線写真での肺炎検出は陰影の出現部位や濃度、撮像角度などに影響され、一定の偽陰性がある。一方、CT 画像では軽微な所見を同定することが可能であり、CT 検査で初めて肺炎が明らかになることがある。通常の市中における呼吸器感染症診療では、経過や症状にもよるが、胸部単純 X 線写真が陰性であっても診察上肺炎を強く疑う場合や、軽い症状の患者が数日の対症療法でも改善しない場合に CT 検査の施行を考慮する、というのがよく見られるパターンであると思われる。しかし、COVID-19 診療においては感染拡大を防ぐために偽陰性を少なくする意義が大きく、また急速に病状および画像所見が悪化する患者もいることから、肺炎の早期発見における CT 検査の有効性は高いと考える（CT 所見上で肺炎がなくても、COVID-19 である可能性が否定できないことは再度強調しておきたい）。

胸部単純 X 線写真では同定できない症例

　症例（図 1）は、30 歳代・女性。発症 11 日目。感染者と濃厚接触したため、PCR 検査を施行したところ陽性であった。頭痛、咽頭痛、喀痰、味覚異常などの症状がある。発熱、酸素需要なし。胸部単純 X 線写真では、異常を同定できなかった。CT 画像では、肺底部辺縁に小さな非区域性すりガラス状濃度上昇域を数ヵ所認めた。

胸部単純 X 線写真では見逃しやすい症例

　症例（図 2）は、30 歳代・男性。発症 11 日目。発熱（37℃台）、咳嗽、味覚異常などの症状がある。胸部単純 X 線写真では、両肺に斑状のすりガラス状濃度上昇域が複数見られるが、肋骨などに重なって見逃しやすい。CT 画像でのはっきりとした所見に比べ、単純 X 線写真だとわかりにくいことがわかる。

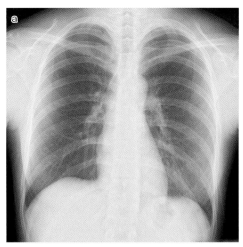
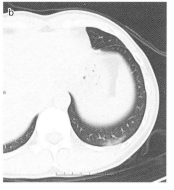

■**図 1　30 歳代・女性（発症 11 日目）**
a：胸部単純 X 線写真、b：CT 画像

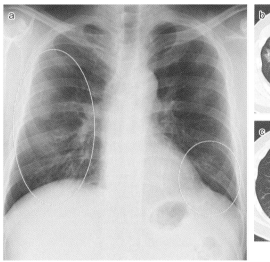
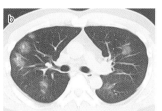
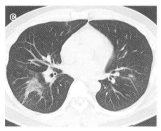

■**図 2　30 歳代・男性（発症 11 日目）**
a：胸部単純 X 線写真、b・c：CT 画像

「区域性分布」と「非区域性分布」

インフルエンザ桿菌肺炎など多くの細菌性肺炎や誤嚥性肺炎など、いわゆる気管支肺炎で見られるように、気道に沿った円錐に類似した形状の分布を「区域性分布」（図 3a）と呼ぶ。それに対して、新型コロナウイルス肺炎は気道の分布域にかかわらず横方向に広がる「非区域性分布」（図 3b）が典型である。

画像診断のポイント

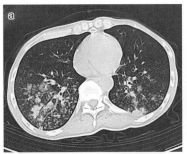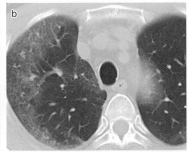

■図3　病変の分布（CT画像）
a：区域性分布、b：非区域性分布

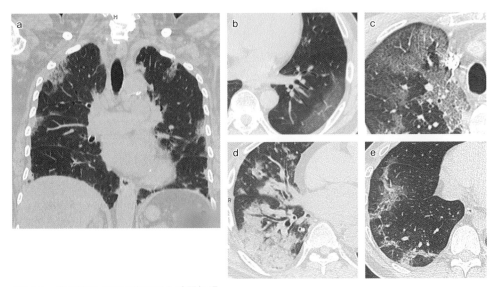

■図4　典型的なCT画像所見と時間経過
a：CT冠状断像、b：すりガラス状濃度上昇域、c：二次小葉内隔壁の肥厚（crazy paving appearance）、
d：コンソリデーション、e：索状構造（器質化）

典型的な画像所見と時間経過

　新型コロナウイルス肺炎の典型像を示す（図4）。新型コロナウイルス肺炎では、「両側性、末梢性に多発する非区域性のすりガラス状濃度上昇域」が典型像として知られている。末梢の病変は境界が比較的明瞭で、しばしば辺縁が丸く、半円に近い形を呈することも知られている。また、二次小葉内隔壁の肥厚（メロンの皮のように見える crazy paving appearance）が高頻度で見られ、時間の経過とともにコンソリデーションの割合が増える。その後、改善する過程でコンソリデーションが消退し、収縮性変化を反映した索状構造が出現する。

　参考までに、新型コロナウイルス肺炎を疑うCT所見のチェックリストを示す（表3）。

■表3　新型コロナウイルス肺炎を疑う CT 所見

- 両側性、多発性
- 末梢性
- 非区域性すりガラス状濃度上昇域（GGO）
- 二次小葉内隔壁の肥厚（crazy paving appearance）
- 辺縁が明瞭
- 半円形

※ GGO：ground-glass opacity

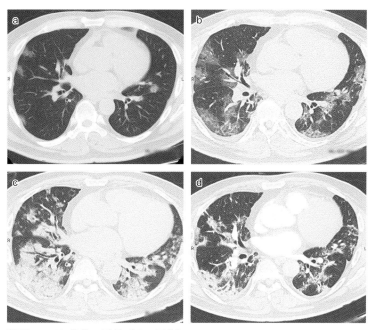

■図5　**40 歳代・男性（CT 画像）**
a：7 日目（酸素需要なし）。両側性、末梢優位に辺縁の比較的丸いすりガラス状濃度上昇域が出現した。b：11 日目（酸素需要 1L/ 分）。すりガラス状濃度上昇域が拡大し、内部に crazy paving appearance を認めた。c：18 日目（酸素需要 5L/ 分）。病変はさらに拡大し、全体に濃度が均一に濃くなった（コンソリデーション）。d：24 日目（酸素需要 3L/ 分）。病変は全体に縮小、収縮し、索状構造を伴っている。

典型的な経過を呈した症例

　症例（図 5）は、40 歳代・男性。咽頭痛や咳嗽が出現した 4 日後に発熱した。SARS-CoV-2 抗原検査が陽性であり、入院となった。入院後は間欠的な発熱と 1L/ 分の酸素需要が続いていたが、経過中に肺塞栓を合併し酸素需要が急増した。抗凝固療法を行ったところ、酸素化は徐々に改善した。

肺の所見が消えるまでには時間がかかる

　症例（図 6）は、60 歳代・男性。倦怠感や味覚障害、呼吸困難があり、発症 8 日目に受診

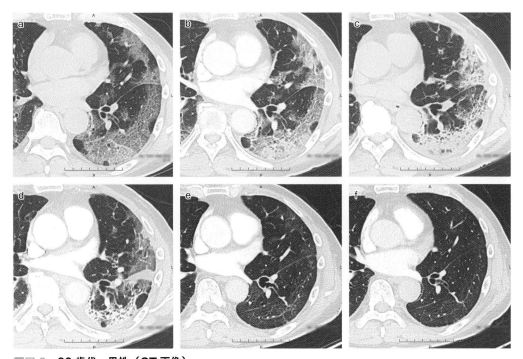

■図6　**60歳代・男性（CT画像）**
a：8日目、b：11日目、c：15日目、d：約20日目、e：約1ヵ月半後、f：約5ヵ月後

した。その際の酸素需要は2L/分であった。初回のCT検査からcrazy paving appearanceを認めた。11日目には酸素需要が3L/分に増加し、CT画像ではすりガラス状濃度上昇域内でまだらにコンソリデーションが出現した。15日目には、コンソリデーションが主体となる一方で病変の容積減少を認めた。その後、徐々に酸素需要が減少し、1ヵ月後に酸素投与オフとなった。CT画像上も約20日目にはさらに病変が縮小し、約1ヵ月半後には淡い索状構造となった。約5ヵ月が経過して、症状が全くなくなった後でも薄い索状構造が残っている。

　新型コロナウイルス肺炎では、この症例や図4eで見られるような肺の辺縁に平行な弧状の索状構造がしばしば見られる。肺実質の虚脱を反映している。

急速に増悪してECMOを導入した症例

　症例（図7）は、50歳代・男性。呼吸困難で発症し、5日目に受診した。5日目の胸部単純X線写真では左中下肺野外側や右肺外側にすりガラス状濃度上昇域が見られ、同日CT画像でも両側性多葉性に末梢性のすりガラス状濃度上昇域を認め、入院となった。徐々に酸素需要が増し、12日目に人工呼吸器管理となった。13日目のCT画像では病変が著明に拡大し、すりガラス状濃度上昇域でcrazy paving appearanceが見られ、背側を主体にコンソリデーシ

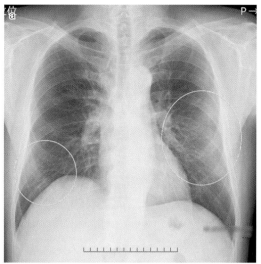

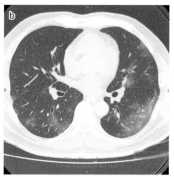

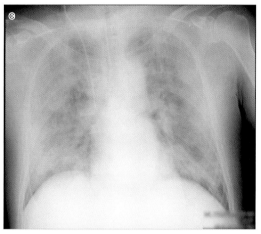

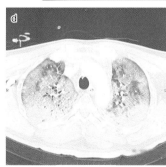

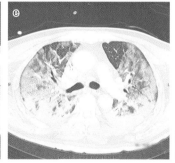

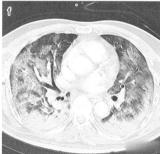

▓図 7-①　**50 歳代・男性**
a：5 日目（胸部単純 X 線写真）
b：5 日目（CT 画像）
c：13 日目（胸部単純 X 線写真）
d〜f：13 日目（CT 画像）

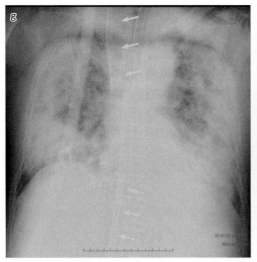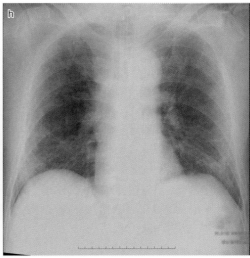

■図7-② **50歳代・男性（続き）**
g：22日目（胸部単純X線写真）、h：31日目（胸部単純X線写真）、矢印：ECMOのカテーテル

ョンが増えた。いわゆる急性呼吸窮迫症候群（acute respiratory distress syndrome：ARDS）の状態となり、その後も酸素化が不良で、22日目に体外式膜型人工肺（extracorporeal membrane oxygenation：ECMO）導入となった。31日目には、ECMO・人工呼吸から離脱した。

背景に肺気腫があり、典型的な画像所見が見られない症例

症例（図8）は、50歳代・男性。発症9日目。酸素需要2L/分で、39℃台後半の発熱と呼吸困難があった。肺気腫を合併している症例では濃度上昇域の中の気腫が丸く抜けて見える、いわゆるSwiss cheese appearanceを呈する。細菌性肺炎を合併した場合にも同様の所見を呈することがあるので、CT画像上は見分けがつかないことに注意する。

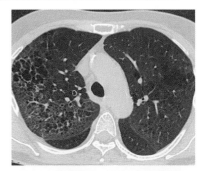

■図8 **50歳代・男性（CT画像）**

新型コロナウイルス肺炎と所見がオーバーラップする疾患例

他の疾患で新型コロナウイルス肺炎とオーバーラップする所見を呈しうるものは、複数知られている[2]（図11〜14）。多くは病歴や症状から鑑別していく。今回提示するほかに、インフルエンザ肺炎も知られており、流行シーズンは注意が必要である。

COVID-19 の合併症

COLUMN

　COVID-19 では凝固線溶異常を合併することが知られている。肺血栓塞栓症や深部静脈血栓症の報告頻度が高いが、腰部や骨盤部の筋内血腫、後腹膜血腫などの報告もある。当院でも、大腰筋から後腹膜に広がる血腫（図 9）や、小胸筋血腫、肩甲骨周囲の大きな血腫（図 10）を経験し、経カテーテル動脈塞栓術（transcatheter arterial embolization：TAE）を施行した。いずれも特に外傷などの誘因はないが、ECMO が導入され、腹臥位管理も行われている患者だった。

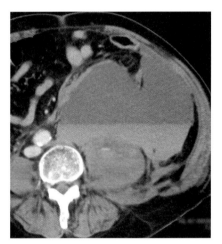

▨図 9　大腰筋血腫（CT 画像）

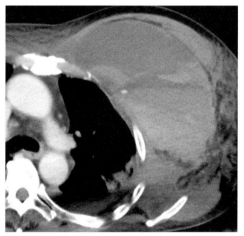

▨図 10　胸壁血腫（CT 画像）

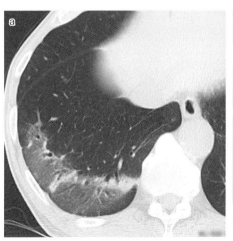

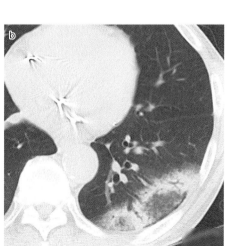

▨図 11　器質化肺炎（CT 画像）
a：末梢性に非区域性のすりガラス濃度上昇域を認める。
b：外が濃く中が淡い reserved halo sign を認める。

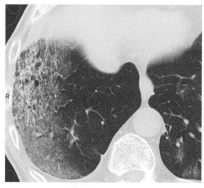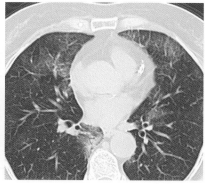

■図12　薬剤性肺炎（CT画像）
所見が多様であり、新型コロナウイルス肺炎に類似した非区域性すりガラス状濃度上昇域を呈することもある。

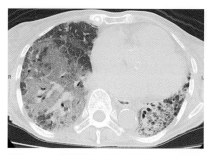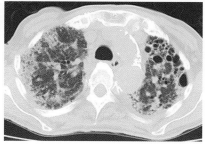

■図13　間質性肺炎急性増悪（CT画像）
両側性のすりガラス状濃度上昇域を呈する、背景肺の網状構造や気腫により、診断がわかりにくくなることがある。

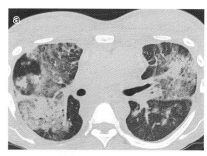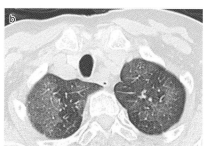

■図14　肺水腫（a）、ニューモスチス肺炎（b）（CT画像）
肺水腫（うっ血性心不全）やニューモスチス肺炎では末梢に病変が少なく、（スペアされる）中枢優位であるのが特徴である。しかし、末梢側にも達し、新型コロナウイルス肺炎と鑑別が難しい像を呈することもある。

検査時の患者動線

　COVID-19診療と通常診療を両立させるためには、患者動線を明瞭化することと、感染拡大を防ぐための操作ゾーン側を含めたゾーニングを行うことが必要である。

　当院では、予定入院患者には事前に外来でPCR検査を受けていただいている。PCR検査で

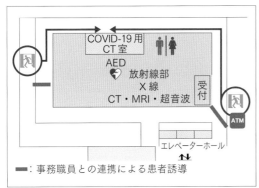

図 15　検査時の患者動線

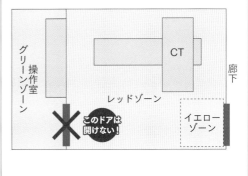

図 16　検査時のゾーニング

陰性かつ COVID-19 を疑う病歴や症状のない場合以外は、全例で入院時に胸部 CT を撮像している。予定入院患者でも症状がある場合や、救急患者で患者スクリーニング（**〈1 章 06 疑い患者の入院管理〉**参照）により「疑い患者」となった場合は、他の患者と交差しないように工夫している。また、感染が確定し入院している患者でも、CT・MRI 検査が必要な際は適応を検討したうえで、同様に動線を考慮し検査を行っている。

　当院の CT・MRI の設置エリアは、複数の検査室の周囲を一周するように廊下兼待合エリアが設置されている。図 15 の非常口マークの部分には、ストレッチャーに乗った患者や機材を搬送するための大型エレベーターがあり、通院患者や訪問者は通常使用しない。SARS-CoV-2 陽性患者や疑い患者はこのエレベーターを使い、陰圧搬送機材（陰圧ストレッチャーや陰圧車椅子）で搬送される。搬送時は病院の事務職員と連携を図り、事務職員が人払いをしたり（図15：青線）、道中が汚染されないように誘導したりする役割を担っている。

　撮像は技師 2 人体制で行っており、1 人は操作ゾーンで撮像に専念し、もう 1 人が患者の状態に応じて空気予防策（air precaution：AP）、もしくは飛沫予防策（droplet precaution：DP）、接触予防策（contact precaution：CP）のための個人防護具（personal protective equipment：PPE）を装着して患者の誘導や検査台の調整を行っている。患者にはサージカルマスクを着用していただいている。

　また、操作ゾーンと CT 室の間のドアは開けない。室内に入った技師は患者を誘導しセッティングした後は、患者が入ってきた廊下側のドアから出て、廊下で待つ。撮像が終わったら中に入って、患者を誘導する。患者が退室したら、CT 室内で脱衣し、廊下側のドアから出て、迂回して操作ゾーンに戻る（図 16）。CT 検査施行後は、次の患者を撮像する前に、1 時間程度換気し、患者との接触部位にはアルコールを用いた清拭消毒を必ず行う（特にドアノブには注意する！）。

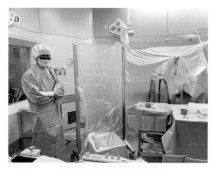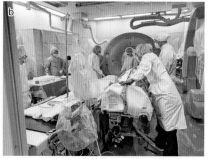

■図17　血管造影撮影時の AP
a：壁、機材、防護板などをビニールで覆う。b：陰圧ストレッチャーにて搬送されている。

血管造影が必要となる場合の対応

　血管造影室では室内で長時間患者と接するため、CT 撮像時より防護レベルを上げており、疑い患者に対する手技ではすべて AP を講じている（図17）。複数の部屋があるうち、使用する血管造影室は陰圧の部屋、あるいは他の部屋と入り口が異なる部屋と決めており、患者到着前に室内の機材カートなど動かせるものは室外に出し、壁や動かせない機材、防護板などをビニールで覆う。患者は陰圧搬送機材で搬送され、搬送スタッフは搬送後、部屋の出入口付近に設置したイエローゾーンで防護具を脱衣し室外に退出する。手技中は室内外の人の出入りがないようにしており、必要物品はあらかじめ調整し室内に準備して、必要時のみに外から追加するようにしている。

　検査後は1時間換気した後に感染防御を行ったうえでビニールを撤去し、検査台や床をアルコールや次亜塩素酸で拭いている。

引用・参考文献
1）Inui S, et al. Chest CT findings in cases from the cruise ship "Diamond Princess" with coronavirus disease 2019 (COVID-19). Radiol Cardiothorac Imaging. 2020; 2(2): e200110.
2）Simpson S, et al. Radiological Society of North America Expert Consensus Statement on Reporting Chest CT Findings Related to COVID-19. Endorsed by the Society of Thoracic Radiology, the American College of Radiology, and RSNA. Radiol Cardiothorac Imaging. 2020; 2(2): 200152.
3）日本放射線科専門医会・医会ほか．新型コロナウイルス感染症（COVID-19）に対する胸部 CT 検査の指針（Ver.1.0）．2020．http://www.radiology.jp/member_info/news_member/20200424_01.html（2020年11月16日閲覧）
4）Prokop M, et al. CO-RADS: A Categorical CT Assessment Scheme for Patients Suspected of Having COVID-19: Definition and Evaluation. Radiology. 2020; 296(2): E97-104.

（髙橋麻里絵）

05 医療スタッフの行動

Points

○曝露のリスク評価と対応について理解する。
○油断しやすい休憩時間の過ごし方に気を付ける。
○濃厚接触を回避するレクチャー、カンファレンスを行う。

はじめに

　医療現場では、細心の注意を払っていても新型コロナウイルス（SARS-CoV-2）に感染するリスクとは常に隣り合わせである。重要なことは、「いかにクラスターの発生を回避するか」である。患者への感染拡大に加えて、医療スタッフの離脱は病院機能の著しい低下につながる。

　本項では、「医療者における新型コロナウイルス感染症ガイド 第3版」（表1）[1]、「新型コロナウイルス施設内発生対応チェックリスト」[2]に準じて、医療スタッフの行動について解説する。

基本的な感染予防策の徹底

　新型コロナウイルス感染症（COVID-19）患者、あるいは疑い患者に対する感染予防策については徹底できているが、診療以外で感染予防策を怠る医療スタッフは意外と多い。出勤前の健康チェックや体温測定を毎日欠かさず行い、万一風邪症状や発熱を認めた場合は責任者に連絡のうえ原則として休むこと。そして、検査などのタイミングについて相談し、決して無理を押して勤務してはいけない。万一 COVID-19 であった場合は、患者や周囲のスタッフにウイルスを伝播させてしまうことになる。また、基本的な対策ではあるが、マスク着用、手指衛生、環境のこまめな清拭を徹底する必要がある。国立感染症研究所が発表した「ダイヤモンドプリンセス号環境検査に関する報告」[3]では、トイレ、机、テレビリモコン、電話機などからウイルスが分離されており、環境を介した接触伝播の可能性が示唆されている。

新型コロナウイルス感染症患者と接触したときの状況[*1]		曝露のリスク	健康観察（曝露後14日目まで）	無症状の医療従事者に対する就業制限
マスクを着用している新型コロナウイルス感染症患者と感染性期間中に長時間[*2]の濃厚接触あり				
医療従事者のPPE	PPEの着用なし	中リスク	積極的	最後に曝露した日から14日間
	サージカルマスクの着用なし	中リスク	積極的	最後に曝露した日から14日間
	サージカルマスクは着用しているが眼の防護なし	低リスク	自己	なし
	サージカルマスクは着用、眼の防護もしているがガウンまたは手袋の着用なし	低リスク	自己	なし（体位変換などの広範囲の身体的接触があった場合は14日間）
	推奨されているPPEをすべて着用	低リスク	自己	なし
マスクを着用していない新型コロナウイルス感染症患者と感染性期間中に長時間[*2]の濃厚接触あり				
医療従事者のPPE	着用なし[*2]	高リスク	積極的	最後に曝露した日から14日間
	サージカルマスクの着用なし[*2]	高リスク	積極的	最後に曝露した日から14日間
	サージカルマスクは着用しているが眼の防護なし	中リスク	積極的	最後に曝露した日から14日間
	サージカルマスクは着用、眼の防護もしているがガウンまたは手袋の着用なし	低リスク	自己	なし（体位変換やリハビリなどの広範囲の身体的接触があった場合は中リスクとして14日間）
	推奨されているPPEをすべて着用	低リスク	自己	なし（[*3]に該当する場合は中リスクとして14日間）

(Interim U.S. Guidance for Risk Assessment and Public Health Management of Healthcare Personnel with Potential Exposure in a Healthcare Setting to Patients with 2019 Novel Coronavirus〔2019-nCoV〕2020年4月15日版をもとに作成し改変)

*1：記載されているPPE以外のPPEは着用していたと考える。例えば、「眼の防護なし」とある場合は、それ以外の推奨されるPPE（マスク、手袋、ガウン）は着用していたと考える。
*2：接触時間の目安について、旧ガイドでは3分以上を一定時間としていたが、海外の各専門機関の指針等を踏まえて全般的に"15分以上"を長時間の基準に変更した。ただし、患者と医療従事者がともにマスクを着用せず、外来診察など近い距離で対応した場合は、3分以上でも感染リスクが発生する可能性もある。そのため、時間だけで明確にリスクのあるなしを決定せず、その際の状況も踏まえて判断する必要がある。
*3：サージカルマスクを着用した医療従事者が大量のエアロゾルを生じる処置を実施した場合や、これらの処置を実施中の病室内に滞在した場合は中リスクと判断する。ただし、N95マスクを着用していた場合は低リスクと判断する。

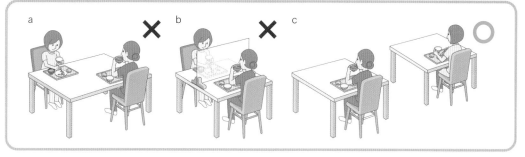

■図1　食堂での休憩中の様子
a：斜め向かいでの着席。医療スタッフが対面にならないように斜めに座っているが、感染対策としては不十分といえる。同じ空間内に感染者がいる場合は、濃厚接触に該当する可能性が高い。
b：パーテーション越しでの着席。パーテーションを置いているが、感染対策として根拠に乏しいため推奨できない。同じ空間内に感染者がいた場合は、濃厚接触に該当する可能性が高い。また、パーテーションを置く以上、アルコールなどで拭く必要があり、スタッフの仕事量を増やすことになる。
c：対面せず十分に距離をとった着席。対面で向かい合わないこと、十分距離をとること、可能な限り風通しをよくすることが重要である。一見したところシンプルな対策だが、対面の会話が生まれないため効果的である。食事中はマスクがなく無防備であるため、会話を極力せずに黙々と食事をとり、会話が必要なときは食後、マスクを装着してからにする。机など、食事中に触れた箇所はアルコールなどで拭く。

休憩中の行動

　病院内では、スタッフどうしがいわゆる「3密」（密閉・密集・密接）となる機会や場所が意外と多い。スタッフどうしが密にならないよう事前に対応策を検討する必要がある。院内にてクラスターが発生したある病院に関して、厚生労働省クラスター対策班の報告書[4]では感染拡大が起こった要因の1つとして密に過ごす空間（病棟休憩室、仮眠室、職員食堂、職員ロッカーなど）を指摘していた。共通点は、いずれも緊張から解放され、油断が生まれやすい環境であることだ。

食事休憩中の対策例

　食事中はマスクを外すことになるため、感染した医療スタッフと近距離（1m以内）で一定時間以上（目安は15分間）の会話を伴う休憩をとった場合、濃厚接触の高リスクに該当してしまう（表1）。図1は食堂での休憩中の様子であるが、問題点を指摘できるだろうか？
　理想的には、食事中も感染の対策を徹底させたいところだが、現実には難しい側面もある。COVID-19の診療には、終わりの見えない不安、N95マスクを含む厳重な防護服による疲労、独特の張りつめた緊張感を伴う。疲労や緊張は必ず重大なミスにつながるため、いかに休憩をとってリラックスできるかが重要になる。矛盾するようではあるが、感染に十分注意したうえで食事などの休憩時は緊張をほぐしてもらいたい。

レクチャー、カンファレンス

　病院内で開催されるレクチャーやカンファレンスは、患者への配慮やプライバシーの観点から、密閉された狭い部屋で行われることも少なくない。油断してマスクを外してしまい、近距離で 1 時間ほど会話をした場合、同じ空間内に感染者がいたら濃厚接触は避けられない。レクチャーやカンファレンス時の感染対策について紹介する。

中止、延期

　COVID-19 は、「3 密」となる機会を減らすだけで感染のリスクを減らすことができる。急がない、もしくは優先順位の低いレクチャーやカンファレンスを中止あるいは延期する。

人数制限

　カンファレンスは貴重な情報共有の場であり、多職種のスタッフが大勢集まりがちである。「3 密」を回避するためにも、カンファレンスに参加する代表者を決め、内容を後で全体に周知する方法が好ましい。

開催場所

　前述のとおり、レクチャーやカンファレンスは密閉され、狭くて風通しの悪い部屋で開催されることが多いため、容易にクラスター発生の温床となりうる。どうしても開催する必要がある場合は、①人と人との間隔が最低でも 1m 以上確保できる広い空間、②換気がよい空間、③プライバシーに配慮できる場所を選んで開催したい。その際も参加人数を制限し、開催時間を可能な限り短時間にとどめる工夫が必要である。

　図 2 は当センターのカンファレンスルームだが、あらかじめ椅子の数や位置を決めており、医療スタッフどうしが対面しないこと、距離を十分確保することを徹底している。患者情報などプライバシーに十分配慮したうえで換気を行い、カンファレンス時間も 15〜30 分間と極力短くしている。カンファレンス終了後は、机やキーボードなど触れた箇所はアルコールで消毒している。万一同じ空間に感染者がいたとしても、クラスターを発生させないよう注意している。

オンライン化

　「新型コロナウイルス感染症（COVID-19）医療施設内発生対応チェックリスト」[2] でも推奨されているように、従来は対面式で行っていたレクチャーやカンファレンスをオンライン化することは、感染のリスクを軽減させるだけではなく、遠方にいる医療スタッフも参加できるよ

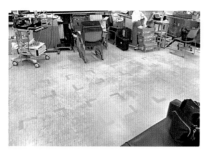

■図 2　開催場所の様子
あらかじめ床に座席位置がマーキングされ
ている。

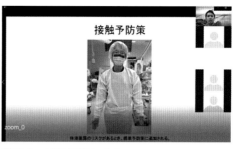

接触予防策

■図 3　感染対策レクチャー
オンライン上で行う。

うになるため有用である（図 3）。Zoom® や Microsoft Teams® といったオンラインサービス
が広く利用されている。

　ただし注意が必要なのは、医療情報の取り扱いである。特にカンファレンスをオンラインで
行う際に、画像データを含めた患者情報を共有する場合はセキュリティに細心の注意を払う必
要がある。Zoom® はコスト面で魅力的だが、セキュリティ上の脆弱性が指摘されている。有
料サービスではあるが、医療情報の共有も可能である Microsoft Teams® の活用を推奨する。

当直室・仮眠室使用時の注意点

　当直室や仮眠室は感染症の温床となりうる。前の使用者は誰であったか、シーツはいつ交換
されているかなどが明確でない場合も多いからである。シーツは使用のたびに交換することが
望ましく、また交換日時も明確にわかるようにしておく。

　緊急事態宣言下では、医療スタッフの行動を把握するために、すべての医療スタッフが個別
に指定された当直室のみで休憩や仮眠をとるようになった。滞在者名と滞在日時が把握でき、
確実にシーツ交換も実施されることから、感染リスクを軽減し、万一感染者が出た場合でも行
動を把握することが可能となった。

病院外での飲食

　前述のとおり、院内対策がなされていれば院内で感染するリスクは低い。ただし、院外で感
染し、院内に持ち込んでしまうことがありうる。地域や時期によって多少の差はあるが、落ち
着くまでは「3 密」に該当する場所での飲食は自粛したほうがよい。感染者が 1 人でも出ると、
多くの濃厚接触者を出してしまうこととなる。

　また、就労制限があるため、バックアップ要員を準備する必要がある。病院機能の大幅な低

下や現場の疲労にもつながることを認識する。感染が確認された医療スタッフと濃厚接触した患者も一定期間、経過観察をする必要がある。高齢患者や免疫不全状態の患者など、リスクの高い患者に感染が広がってしまうケースもありうる。院内、院外にかかわらず、医療スタッフの行動には常に責任が伴うため、十分注意する必要がある。

さらに、院外での食事の様子を SNS などで不用意に公開することにも注意が必要である。自粛を求められる社会情勢で、個人や病院が特定されて批判を受けることも想定しておかなく

緊急事態宣言下での ER の 1 日（日勤）

緊急事態宣言下でのある ER 医師の 1 日の行動を紹介したい（表 2）。多くのスタッフは同居家族への感染を懸念してホテル生活を送り、しばらく家族と会えない日が続いていた。COVID-19 カンファレンスは 1 日 2 回行われた。また、体外式膜型人工肺（extracorporeal membrane oxygenation：ECMO）導入患者だけは厳重な管理と情報共有が必要であるため、通常のカンファレンスとは別に 1 日 2 回行われた。夜勤スタッフになるべく負担をかけないよう、マンパワーの多い日中に可能な限り処置や検査を済ませるようにした。どちらかというと、日勤のほうが忙しかった。

夕方、申し送りを終えて、病棟が落ち着いていれば帰宅となる。シャワーは病院で済ませることが多かった。帰宅はやはりホテルだ。ER スタッフは同じホテルに泊まっているためロビーや廊下でよく会うが、一緒に飲食はしなかった。地域の皆さまからの差し入れでお弁当をもらい、持ち帰って夕飯にすることが多かった。

■表 2　ER の 1 日のスケジュール（日勤）

7：00 ～ 7：30	起床（ホテル）。チャットツールで患者情報を収集。体温測定
8：15 ～ 8：45	ER カンファレンス（入院患者の把握）
8：45 ～ 9：15	COVID-19 朝カンファレンス（COVID-19 患者の情報収集）
9：15 ～ 9：30	ECMO 朝カンファレンス（ECMO 導入患者の情報収集）
9：40 ～ 12：00	レッドゾーンにて入院中の COVID-19 患者の診療
12：00 ～ 13：00	昼休憩（地域からの差し入れがあることも）
13：00 ～ 16：00	レッドゾーンにて引き続き診療 ※だいたい 15：00 ～ 17：00 に新規転送患者が入る
16：30 ～ 16：45	COVID-19 タカンファレンス（申し送りを兼ねて）
16：45 ～ 17：00	ECMO タカンファレンス（申し送りを兼ねて）
17：00 ～ 17：15	ER 日勤・夜勤申し送り
17：30 ～ 18：30	残った仕事や COVID-19 新規入院患者対応の手伝い
19：00 頃	病院でシャワーを浴びて帰宅準備
20：00 ～	帰宅。夕食（ホテル）。食事はレトルト食品
22：00 頃	就寝

てはならない。SNS での拡散スピードは、SARS-CoV-2 の拡散スピードより速いと心得たい。施設内でマスコミなどメディアに対する窓口担当部署を一元化して、あらかじめ設置しておくことが好ましい。

引用・参考文献

1）日本環境感染学会．医療機関における新型コロナウイルス感染症への対応ガイド．第 3 版．2020．http://www.kankyokansen.org/uploads/uploads/files/jsipc/COVID-19_taioguide3.pdf（2020 年 10 月 12 日閲覧）
2）国立感染症研究所．新型コロナウイルス感染症（COVID-19）医療施設内発生対応チェックリスト．2020．https://www.niid.go.jp/niid/ja/diseases/ka/corona-virus/2019-ncov/2484-idsc/9735-covid19-21.html（2020 年 10 月 12 日閲覧）
3）国立感染症研究所．ダイヤモンドプリンセス号環境検査に関する報告．2020．https://www.niid.go.jp/niid/ja/diseases/ka/corona-virus/2019-ncov/2484-idsc/9849-covid19-19-2.html（2020 年 10 月 12 日閲覧）
4）厚生労働省．新型コロナウイルス感染症対策アドバイザリーボードの資料等．2020．https://www.mhlw.go.jp/stf/seisakunitsuite/bunya/0000121431_00093.html（2020 年 10 月 12 日閲覧）

（関谷宏祐）

⑤ 医療スタッフの行動

06 院内クラスター発生時の対応

┈┈ Points ┈┈┈┈┈┈┈┈┈┈┈┈┈┈┈┈┈┈┈┈┈┈┈┈┈┈┈┈┈┈┈┈┈┈

○自治体（保健所）、地域医療機関と連携する。

○疫学調査、感染管理・感染防止、医療機能維持の3本柱で対応する。

○クラスターへの対応は長期戦であるため、患者・家族、スタッフのケアが重要となる。

はじめに

　目の前の患者が急変したとき、あるスタッフは動揺してしまい、あるスタッフは声を荒らげてしまう。意見の不一致から口論となることもあるかもしれない。しかし、一番大事なことは、冷静になって「患者を救命するために、いま何が最善か？」をチーム全体で考えることである。

　新型コロナウイルス感染症（COVID-19）の院内クラスター発生時も同様であり、冷静になって、①これ以上感染を拡大させないこと、②新型コロナウイルス（SARS-CoV-2）によって命を落とす人が出ないようにすることをチーム全体で共有していることが重要である。

　本項では、あるケースをもとに院内クラスターの対応策を「新型コロナウイルス感染症（COVID-19）医療施設内発生対応チェックリスト」[1] に沿って紹介する。

ケース紹介（78歳・男性）

　地域の救急医療を支える病院では、COVID-19の流行下でも救急診療が継続されている。

〈某日午前10時〉

　誤嚥性肺炎と診断されて、人工呼吸器管理を行った78歳・男性が入院した。

〈同日午後2時〉

　SARS-CoV-2 PCR検査で陽性と判明した。患者は集中治療室（ICU）に入院中であるが、陰圧個室管理がされておらず、両隣に別の重篤患者が入院している。誤嚥性肺炎患者はすぐに隔離され、他スタッフや患者は経過観察とする方針となった。

〈翌日午後 2 時〉

　前日に肺炎患者の処置にかかわった医師、看護師、救急救命士の複数名が、勤務中に発熱や嗅覚・味覚障害を訴えた。すぐに PCR 検査を施行したところ、全員が陽性であった。ICU 入院中の複数患者も PCR 陽性となった。

　もし読者の皆さんが、この病院で勤務している病院長もしくは現場を取り仕切るリーダーであったとしたら、次に行うべき対応を列挙できるだろうか。

　以下の内容は、記載順に進めていくものではなく、ほとんど同時並行で行うものと理解してもらいたい。地域や施設によって多少の差があるため、最終的には置かれている現状に即した医療体制を整備する必要があると考える。

自治体（保健所）との早期連携

　前述のケースは、厚生労働省が定めるクラスターの定義「同一の場所で 5 人以上の感染者」[2]に該当する。クラスターが起きた時点で、当該医療機関のみでの対応は実質不可能といえる。感染症専門医や感染制御医が配属されていない医療機関も多い。また、クラスターが起こった場合は、感染管理（感染拡大防止）だけでなく、疫学調査や医療機能維持（ロジスティクス確保）などを同時並行で進める必要があり、そこに割くマンパワーがないと感染拡大は防ぐことができない。こういった観点から、自治体（保健所）と可能な限り早期に連携し、時に援助を受けつつクラスターへの対応策に取り組んでいく必要がある（図 1）[1]。

　自治体と連携した場合、派遣されるチームの役割は、①疫学調査、②感染管理、③医療機能維持の 3 つに分けられる。①疫学調査については、感染源や感染経路の特定が遅れれば遅れるほど、感染者が増えてしまう。ダイヤモンドプリンセス号の事例では、感染源や感染経路が不明なまま、患者だけが連日増えていき、結果的に収束まで時間を要した。後になって環境や人を媒介とした感染経路が明らかになったが、このことは早期の疫学調査の重要性を示している。そういった意味で、①疫学調査と②感染管理は密接に関連している。また、③医療機能維持については、地域の医療機関との連携や搬送、事務作業などが多岐にわたるため、早急にロジスティクスを確保する必要がある。地域の特性を理解し、クラスターへの対応策に長期間携われる人材を確保することが望ましい。

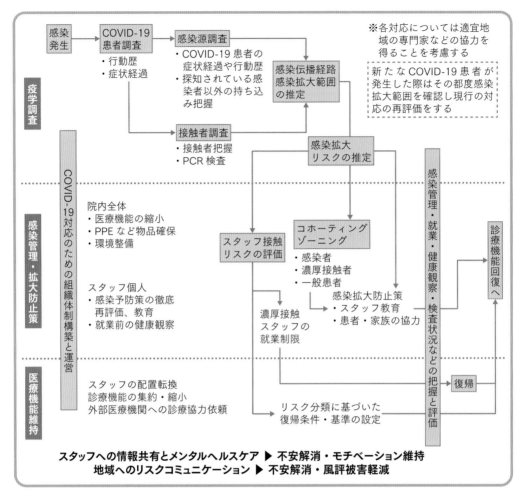

■図1　COVID-19 患者医療施設内発生時の対応概要 (文献1より作成)
これらの対応については事例発生前から準備をしておくことが重要である。

地域医療機関との連携

　「新型コロナウイルス感染者等情報把握・管理支援システム」（Health Center Real-time information-sharing System on COVID-19：HER-SYS）（図2)[3)] や「新型コロナウイルス感染症医療機関等情報支援システム」（Gathering Medical Information System on COVID-19：G-MIS）（図3)[4)] を活用することで、地域の病床稼働率から病床、スタッフ、感染状況の確認までを把握することが可能となっている。

　クラスター発生前から、自治体（保健所）と連携しておくと、有事の情報把握や対応が格段に早まる。クラスターが発生した病院内で管理が困難となった重症患者の受け入れや、感染症専門スタッフの派遣など、地域の医療機関との連携を積極的に活用することで、SARS-CoV-2による死亡率減少や医療スタッフの負荷軽減を見込める。

新型コロナウイルス感染者等情報把握・管理支援システム（HER-SYS*）について

* **He**alth Center **R**eal-time Information-sharing **Sys**tem on COVID-19

○新型コロナウイルス感染者等の情報（症状、行動歴等）を
電子的に入力、一元的に管理、関係者間で共有！
◆**現場の保健所職員等の作業をIT化・ワンスオンリー化**
（一度入力した情報を別途報告等する必要がなくなる。）
◆**スマホ等を通じて患者が健康情報を入力**
◆**感染者等の状態変化を迅速に把握・対応**

⇒

| 感染者等へのサポートの充実・安心 |
| 保健所・医療機関等の負担軽減 |
| 的確な対策立案のサポート |

【新システム導入のメリット】

感染者・濃厚接触者【国民】

毎日、電話により健康状態を報告。
急変時に気づいてもらえないことも。

⇒ スマホ等により、簡単に報告可能に。
⇒ きめ細かな安否確認を受けられるように。

医師等

【発生届】手書き、FAXでの届出。

⇒ パソコン・タブレットで入力・報告が可能に。
※ 保健所がFAXをパソコンに入力する作業も減少。

保健所・都道府県・国【行政】

電話・メール等により、感染者等の
情報を報告・共有。
保健所、都道府県、国が、それぞれ
感染者等の情報を入力・集計。
広域的な情報共有が不十分。

⇒ 患者本人や医療機関、保健所等が入力し
た患者情報が迅速に集計され、都道府県、
国まで共有可能に。
⇒ 入院調整の迅速化や、クラスター対策の
効率化が可能に。

【スケジュール】

5月15日〜　一部自治体で試行利用開始
5月29日〜　全国で、準備が整った都道府県等・保健所・医療機関から順次利用開始

（厚生労働省．新型コロナウイルス感染者等情報把握・管理支援システム〔HER-SYS〕について．2020．）

■ 図 2　**HER-SYS**（文献 3 より転載）

新型コロナウイルス感染症医療機関等情報支援システム（G-MIS*）について

* **G**athering **M**edical **I**nformation **S**ystem on COVID-19

○　厚生労働省と内閣官房IT室が連携し、情報通信基盤センター（仮称）を構築
全国の医療機関（約8,000病院）から、**病院の稼働状況、病床や医療スタッフの状況、**
医療機器（人工呼吸器等）や医療資材（マスクや防護服等）の確保状況等を一元的に把握・支援

必要な医療提供体制を確保

☐ 政府CIOポータルにおいて、各病院の稼働状況を可視化
☐ マスク等の物資の供給に活用
☐ 空床確保状況を、患者搬送調整に活用　等

【新システム導入のメリット】

国民

【医療機関情報】電話で確認する以外
情報を得る方法はなかった

⇒ 政府CIOポータルから病院の稼働状況の閲覧が可能に

医療従事者

【報告】保健所へ電話等で報告
【支援】支援を得るのに時間を要した

⇒ パソコン等での報告により保健所への照会対応不要に
⇒ 医療資材等の支援を迅速に受けることが可能に

保健所・都道府県・国

【保健所業務】保健所が、医療機関に
電話等で照会し、都道府県を通じて
国に報告
【情報共有】情報共有に時間を要した

⇒ 医療機関が直接入力することで、即時に集計され、
自治体、国で共有可能に（保健所業務の省力化）
⇒ 迅速な入院調整、医療機器や医療資材の配布調整
等が可能に

【病院の報告状況】　（令和2年5月1日現在）

| 登録医療機関数 | 6,216病院 | 報告医療機関数 | 4,898病院 |
| うち感染症指定医療機関 | 464病院 | うち感染症指定医療機関 | 396病院 |

【政府CIOポータル】

URL: https://cio.go.jp/hosp_monitoring_c19

（厚生労働省．新型コロナウイルス感染症医療機関等情報支援システム〔G-MIS〕について．2020．）

■ 図 3　**G-MIS**（文献 4 より転載）

⑥ 院内クラスター発生時の対応

院内での対応

対策本部の立ち上げ

対策本部は、病院長、診療課長、感染制御部、看護師、ME（medical engineer）センターなどで構成される。正確な情報を収集（感染状況の確認、病床数、診療可能な患者のキャパシティ、スタッフの就労制限と復帰時期、代替スタッフの確保、物資の確保）、集約して検討を重ねる。必要な情報については、すべての医療スタッフに届くようにする。体力的、精神的な疲労を伴う最前線の医療現場に対するサポートを常に考える必要がある。

ミーティング

可能であれば、毎日朝夕2回程度のミーティングを行うことが望ましい。ミーティングでは、決して「3密」にならないよう心掛ける。必要に応じて、ウェブミーティングも導入する。クラスターの収束までには、かなりの時間を要するため、継続可能なミーティングを心掛ける。開始時間が早朝、あるいは夜遅くまで連日続く長時間のカンファレンスなどは、スタッフの疲弊につながるため避けたほうがよい。

接触者リストの作成

陽性患者との接触者リストを作成する。リスト作成に際して、記載する項目として表1[5]を参考にまとめ、感染制御部に提出する。濃厚接触者は可能な限り早期にPCR検査を受ける。接触状況やリスクから、就労制限の有無や日数を決定する。

陽性患者のまとめ

陽性者のラインリストには、ID・年齢・性別・氏名・入院病棟・診療科・入院病名・入院日・発症日・検査確定日・隔離開始日・処置などの感染リスクを記載する（表2）[1]。年齢や性別、診療科や病棟などもまとめて、1つの資料にしておく（図4）[1]。

また、感染した医療スタッフがどの患者を処置していたかがわかるマップやリンク図なども

■表1　**接触者リストの主な記載項目**（文献5より作成）

患者の場合	ID・年齢・性別・氏名・入院病棟・診療科・入院病名・接触した感染者・最終接触日・接触状況・接触のリスク
スタッフの場合	ID・年齢・性別・氏名・職種・勤務部署・接触した感染者・最終接触日・接触状況・接触のリスク

■表 2　**COVID-19 陽性患者のラインリスト（例）**（文献 1 より作成）

番号	職業等	担当部署入院病床	性別	年齢	入院病名	入院日	発症日	陽性結果判明日	備考
1	薬局	1 階薬局	女	35	―	―	3 月 30 日	4 月 1 日	
2	作業療法士	リハビリテーション室・病棟	女	25	―	―	3 月 31 日	4 月 2 日	
3	看護師	3 階東病棟	女	35			4 月 2 日	4 月 3 日	
4	入院患者	3 階東 30I	男	78	特発性大腿骨頭壊死	1 月 31 日	不明	4 月 6 日	2 月以降、継続的に発熱
5	整形医師	―	男	44			無症状	4 月 6 日	
6	入院患者	3 階東 302	女	80	大腿骨転子部骨折	3 月 18 日	4 月 1 日	4 月 6 日	消炎鎮痛薬内服あり
7	入院患者	3 階東 302	女	91	膝蓋骨骨折	3 月 20 日	4 月 3 日	4 月 6 日	
8	入院患者	3 階東 301	男	78	大腿骨頚部骨折	3 月 11 日	不明	4 月 6 日	消炎鎮痛薬内服あり
9	看護助手	3 階	女	48	―	―	不明	4 月 6 日	腰痛：消炎鎮痛薬内服あり

基本情報を中心にラインリストを作成する（詳細は後に解析することを考慮し、管理しやすい方法で集約する）

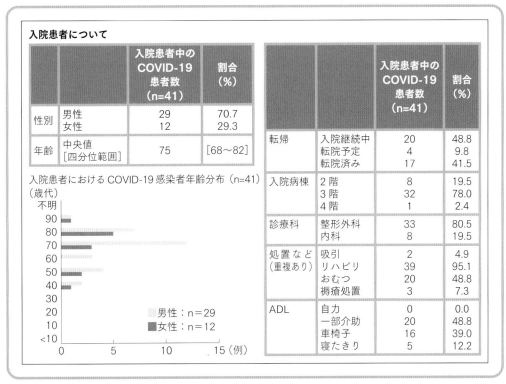

■図 4　**COVID-19 陽性患者の特徴のまとめ（例）**（文献 1 より作成）
基本情報や感染伝播に寄与する共通事項（処置やリスク因子を含む）がないか、確認する（入院患者・スタッフなど、分けて考えるのもよい）。ただし、リスクを評価する際には症例対照研究などで解析する必要がある。

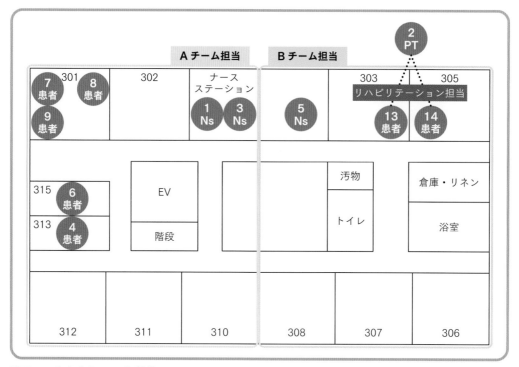

■図5　患者病床マップ（例）（文献1より作成）

陽性患者の使用していたベッドや、感染したスタッフがケアや診察した範囲を確認することで、病棟での拡がりや拡大リスクを評価する。

作成しておくと、感染の拡大を視覚的に把握しやすい（図5）[1]。流行曲線を作成しておくと、流行のピークを把握できるうえに、病棟ごとの流行状況も把握しやすい（図6）[1]。

医療機能維持のための診療縮小とスタッフの配置転換

クラスターは災害にたとえられることがある。マンパワーも含め、必要な医療資源は感染管理に投入されるべきである。前述のとおり、クラスター発生時でも医療機能維持は重要な任務である。医療機能維持のために、診療縮小（外来の中止、予定手術の中止）や、それに伴うスタッフの配置転換を行うことが重要である。

わかりやすい動線とゾーニング

患者やスタッフの動線やゾーニングについては、経験のある医師をリーダーとして多職種の意見を取り入れて決定すべきである。もし適任者が不在であれば、外部に応援を要請すべきである。動線やゾーニングは医療スタッフや患者を守ることにつながるため、最重要事項の1つである。

筆者が当院のICUや外来をゾーニングした際、特に以下の3つのポイントを重視した。

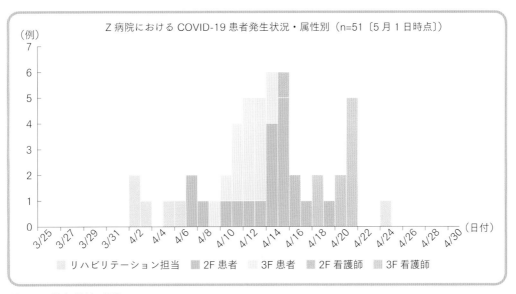

■図6　流行曲線（例）（文献1より作成）
属性別で図示することで、感染伝播の特徴が捉えられることがある。

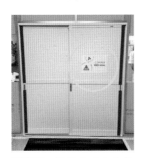

**■図7　見やすくわかり
やすい掲示**

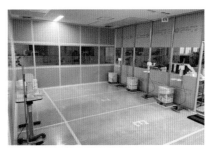

■図8　安全が最優先されるゾーニング

ポイント1：誰でも理解できるようにする

　陽性患者が入院しているレッドゾーンで働くのは、感染症診療に慣れた医師ばかりではない。院内からは、配置転換されて初めて感染症診療に参加するスタッフ、研修医、メディカル・スタッフなども多く含まれる。そのため、可能な限りシンプルで理解しやすい動線・ゾーニングを行い、掲示するよう心掛けた（図7）。

ポイント2：安全を第一に優先する

　COVID-19診療は、個人防護具（personal protective equipment：PPE）着用を含めて効率性が悪く、不自由なことの繰り返しである。動線やゾーニングを設定する際に議論になるのが、「利便性 vs 安全性」である。利便性を追求して、感染者を出してしまった場合の損失は計り知れないため、迷ったときは安全性を重視した（図8）。

院内クラスター発生時の対応

ポイント3：現状に沿って柔軟に変更する

　議論の末に一度決まった動線やゾーニングを変更することにしても、難色を示すスタッフは
いる。しかし、実際に運用してみて初めて不具合に気付くことも多々ある。現状に沿って、柔
軟に変更していくことが重要である。

　例えば、緊急事態宣言下で搬送されてくる患者が想定より多く、医療廃棄物が多く出たこと
があった。医療スタッフが通る通路にまで医療廃棄物の一部が溢れてしまったことがあり、全
体の動線を見直した。その際も、すべての医療スタッフに変更点と変更に至った経緯をわかり
やすく説明するようにした。

患者・家族へのケア

　患者の家族には、感染拡大防止の観点から面会が制限されることを伝えなくてはならない。

患者・家族とのかかわり

COLUMN

　当院では、緊急事態宣言下にすべての患者・家族に安心してもらうため、担当医師が毎日電話をかけ、状態や検査結果などについて丁寧に説明を続けた。患者には、家族からの言葉を、また家族には患者からの言葉を伝えるのが日課となった。

　最期の瞬間に家族が立ち会うこともできず、エンゼルケアもままならないまま送り出さなければならない状況は、医師・看護師ともにこれまで経験したことがなかった。医療スタッフに対する心のケアの重要性についても考えさせられた。

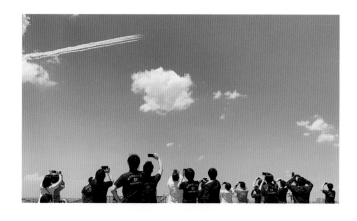

必要以上に不安をあおることなく、家族の気持ちに寄り添うよう心掛ける。テレビ電話などの遠隔システムを構築することで、画面越しに患者と家族が面会することが可能となる。

医療スタッフのモチベーション維持

クラスター発生時は、いつ終わるかわからない不安のなかでの診療となる。そのようななかでは、スタッフのモチベーションを維持し、継続可能な診療を目指すことが重要である。地域の皆さまからの温かい応援メッセージなどに目を通すだけでも、心の底から活力が湧いてくる。

その一方で、医療物資が徐々に不足して粗悪なものに変わったり、患者数が徐々に増加し医療スタッフや人工呼吸器などが不足したりするなど、少しの変化でもスタッフは大きな不安を感じ、モチベーションが低下してしまう。病院や自治体は、必要な医療物資や人員を適切に補充し、医療スタッフに安心感を与える必要がある。また、リエゾンチームは医療スタッフと面談を行い、精神的なサポート体制を構築する。

なお、クラスターが起きた病院で働くスタッフというだけで、自身や家族が差別や誹謗中傷を受けることがあってはならない。特に医療スタッフの SNS の扱いには注意し、マスコミ対応のための窓口は院内に 1ヵ所設けておくようにする。

クラスターが発生したとしても、すべての医療スタッフが安心して、誇りをもって働けるようサポートすることも重要な任務の一つである。

引用・参考文献
1）国立感染症研究所．新型コロナウイルス感染症（COVID-19）医療施設内発生対応チェックリスト．2020．https://www.niid.go.jp/niid/images/epi/corona/covid19-21.pdf（2020 年 10 月 12 日閲覧）
2）厚生労働省．新型コロナウイルス感染症における患者クラスター（集団）対策について（依頼）．2020．https://www.mhlw.go.jp/content/000619966.pdf（2020 年 11 月 16 日閲覧）
3）厚生労働省．新型コロナウイルス感染者等情報把握・管理支援システム（HER-SYS）について．2020．https://www.mhlw.go.jp/content/10900000/000638187.pdf（2020 年 10 月 13 日閲覧）
4）厚生労働省．新型コロナウイルス感染症医療機関等情報支援システム（G-MIS）について．2020．https://www.mhlw.go.jp/content/10900000/G-MIS.pdf（2020 年 10 月 13 日閲覧）
5）日本環境感染学会．医療機関における新型コロナウイルス感染症への対応ガイド．第 3 版．2020．http://www.kankyokansen.org/uploads/uploads/files/jsipc/COVID-19_taioguide3.pdf（2020 年 10 月 13 日閲覧）

（関谷宏祐）

❻ 院内クラスター発生時の対応

索引

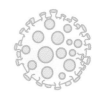

Emer-Log 別冊 2021

救急・ICU での新型コロナウイルス感染症対応マニュアル
－ウィズコロナ社会の new normal 医療の在り方

2021年1月5日発行　第1版第1刷
2021年3月20日発行　第1版第2刷

編　集　大友 康裕

発行者　長谷川 素美

発行所　株式会社メディカ出版
　　　　〒532-8588
　　　　大阪市淀川区宮原3－4－30
　　　　ニッセイ新大阪ビル16F
　　　　https://www.medica.co.jp/

編集担当　渥美史生
装　　幀　NONdesign 小島トシノブ
本文イラスト　福井典子
組　　版　株式会社明昌堂
印刷・製本　日経印刷株式会社

© Yasuhiro OTOMO, 2021

ISBN978-4-8404-7509-9　　　　　　　　　　　　　　　　Printed and bound in Japan

当社出版物に関する各種お問い合わせ先（受付時間：平日9：00～17：00）
●編集内容については、編集局 06-6398-5048
●ご注文・不良品（乱丁・落丁）については、お客様センター 0120-276-591
●付属の CD-ROM、DVD、ダウンロードの動作不具合などについては、デジタル助っ人サービス 0120-276-592